高职高专护理专业“十四五”互联网+新形态精品教材

供护理、助产专业使用

护理心理学

HULI XINLIXUE

主　编　汤雅婷　李　祎

副主编　刘文沃　张　锐　赵　莹

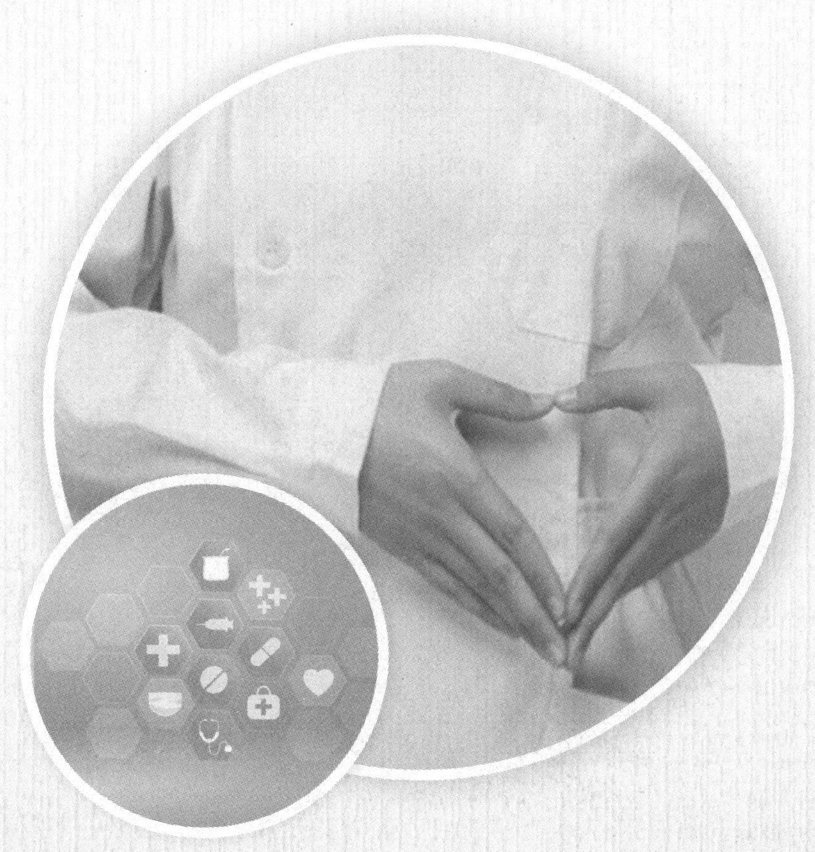

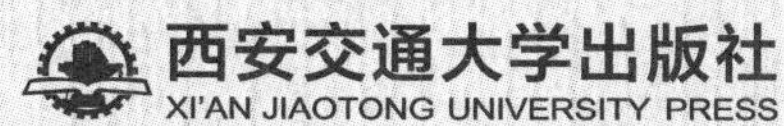

内容简介

本教材共分8章，包括绪论、心理学基础知识、心理健康与心理卫生、心理应激与心身疾病、心理障碍、心理护理的基本技能、患者心理及其心理护理、护士心理健康与维护。本教材着重体现高等医药院校教育教学特色，注重与护理实践相结合，重点突出心身相互作用的相关知识及对患者实施心理干预的技能，有利于学生把心理学的理论和方法运用到临床实践中，解决服务对象的心理问题。教材内容的编排做到先基础，后技术，再应用；内容翔实生动，每节均设置有与正文内容密切相关的典型案例及知识拓展，每章末均设置有与护士执业资格考试类似的目标检测，以便学生进一步巩固所学知识，更好地掌握所学内容。正文后设置有实验指导、常用心理量表及问卷，既利于教师教学，也利于学生掌握心理学的相关知识和技能。

本教材可供高职高专护理、助产专业教学使用，也可作为护士执业资格考试的参考用书。

图书在版编目(CIP)数据

护理心理学/汤雅婷，李祎主编. —西安：西安交通大学出版社，2023.8

ISBN 978-7-5693-3381-7

Ⅰ. ①护… Ⅱ. ①汤… ②李… Ⅲ. ①护理学-医学心理学-教材 Ⅳ. ①R471

中国国家版本馆CIP数据核字(2023)第148807号

书　　名 护理心理学
主　　编 汤雅婷　李　祎
责任编辑 赵文娟
责任校对 秦金霞
装帧设计 任加盟

出版发行 西安交通大学出版社
（西安市兴庆南路1号　邮政编码710048）
网　　址 http://www.xjtupress.com
电　　话 (029)82668357　82667874(市场营销中心)
(029)82668315(总编办)
传　　真 (029)82668280
印　　刷 陕西思维印务有限公司

开　　本 889mm×1194mm　1/16　**印张** 10.5　**字数** 302千字
版次印次 2023年8月第1版　2023年8月第1次印刷
书　　号 ISBN 978-7-5693-3381-7
定　　价 37.00元

如发现印装质量问题，请与本社市场营销中心联系。
订购热线：(029)82665248　(029)82667874
投稿热线：(029)82668803

编委名单

主　编　汤雅婷　李　祎

副主编　刘文沃　张　锐　赵　莹

编　委　（以姓氏笔画为序）

牛力华　廊坊卫生职业学院

刘文沃　肇庆医学高等专科学校

汤雅婷　肇庆医学高等专科学校

李　祎　广东茂名健康职业学院

张　锐　淮南职业技术学院

陆斯琦　肇庆医学高等专科学校

陈玉婷　广东茂名健康职业学院

赵　莹　阜阳卫生学校

祖　莉　淮南职业技术学院

梁　洁　肇庆医学高等专科学校

前　言

护理心理学是护理学与心理学相结合的一门学科，是将心理学的理论和方法应用到护理领域，解决护理领域中的心理问题。学习护理心理学主要是为了培养护理专业学生具备心理护理的理论知识和基本技能，为今后在护理工作中实施心理护理奠定基础。

中国共产党第二十次全国代表大会报告明确指出教育、科技、人才是全面建设社会主义现代化国家的基础性、战略性支撑。为强化教育领域综合改革，加强教材建设，适应高等医学人才培养目标的要求，我们根据高等职业教育护理心理学教学大纲，编写了《护理心理学》一书。本教材编写遵循“三基”“五性”“三特定”和“新”“精”相结合的原则，理论知识以“必需、够用”为度，紧扣高职高专护理专业人才培养目标，并结合国家护士执业资格考试大纲的相关要求。教材内容注重与护理专业实践相结合，突出“以服务为宗旨，以岗位需求为导向”，充分体现高职高专医学教育的特色。内容选择注重实用性，重点突出与心理护理有关的知识和技能，注重教材的实用性与综合性。

本教材包含六部分内容。第一部分是绪论，介绍护理心理学的相关知识；第二部分是心理学基础知识；第三部分介绍心理健康与心理卫生、心理应激与心身疾病、心理障碍；第四部分是心理护理的基本技能；第五部分是患者心理及其心理护理；第六部分是护士心理健康与维护。其中，第四、五部分是全书的重点，详细介绍了临床心理护理的知识、方法、技术及临床应用。

本教材具有以下特点：①相比同类教材，本教材把“心理评估、心理护理干预技术、心理护理”三部分内容整合为“心理护理的基本技能”，把“患者的心理反应与心理护理、不同年龄段和不同类型患者的心理护理、患者家属的心理护理”四部分内容整合为“患者的心理及其心理护理”，做到先基础、后技术、再应用，层次分明，框架清晰，系统性和逻辑性更强，便于教师教学，也利于学生对知识的掌握。②每节均根据相应内容精选典型案例引出相关主题，使学生带着问题去学习，有助于培养学生运用所学知识分析和解决护理工作中遇到的各种心理问题，更好地提高学生实施心理护理的技能。③每章节均设有与本章内容相关的“知识拓展”，以丰富学生的课外知识，提高学生的学习兴趣。④每章末均设有与护士执业资格考试类似的“目标检测”，可使学生进一步巩固所学知识，更好地掌握所学内容。正文后还附有实验指导、常用心理量表及问卷等，不仅便于教师教学，也有利于学生掌握心理学的相关知识和技能。本教材既可供高职高专护理、助产专业教学使用，也可作为护士执业资格考试的参考用书。

本教材在编写过程中参考了国内外有关学者的著作、教材和学术论文，在此一并致谢。由于编者水平有限，对于教材中存在的不足之处，恳请使用本教材的广大师生、学界同仁提出宝贵意见，以便后期修订完善。

编　者

2023 年 6 月

目　录

第一章　绪　论

学习目标

1. 掌握心理学、护理心理学的概念，护理心理学的研究任务。
2. 熟悉心理现象的内容及心理的实质，现代医学模式的基本观点。
3. 了解医学模式的概念及其转变。

随着人们对健康需求的不断提高、现代医学模式的转变及整体护理模式的建立，临床护理制度发生了很大的变化，护理工作的内容由单纯的疾病护理转变为以患者为中心或以健康为中心的整体护理。现代护理模式的转变对护士提出了更高的要求，一方面，护士需把关注患者的心理反应和情绪变化、满足患者的心理需求、化解患者的心理危机、提高患者的自护能力等作为临床护理的重要目标；另一方面，护士还需把维护自身心理健康、优化职业心理素质等作为临床护理长期的发展目标。因此，学习护理心理学理论知识、掌握心理护理技能已成为现代护士的迫切需要。

第一节　心理学概述

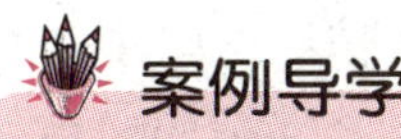

案例导学

狼孩

1920年，在印度加尔各答地区的丛林中，人们发现两个被狼哺育的女孩，大的七八岁，小的两三岁。她们在狼窝里生长，不会说话，用四肢爬行，舔食物品，白天常一动不动，夜里像狼一样嚎叫，几乎没有人的行为和习惯，却具有不完全的狼的习性。人们给大女孩取名叫卡玛拉，给小女孩取名叫阿玛拉。阿玛拉因感染疾病于1年后去世，卡玛拉经过耐心培养和教育，两年后学会直立，6年后能单独行走，去世时约16岁，共学会54个单词，勉强能讲几句话，智力水平仅相当于4岁左右的儿童。

请思考：

1. 为什么狼孩没有正常人的心理活动？
2. 虽然经过9年左右的教育训练，但是卡玛拉的心理水平为什么还是没有发展起来？

一、心理学与心理现象

（一）心理学的概念

心理学（psychology）是研究心理现象发生、发展和活动规律的科学，主要研究人的知、情、意三个彼此联系的心理过程和人格。心理学的研究目标是对人的心理与行为进行描述、解释、预测和控制，以增进人类对自我的了解，帮助人类改善自我，提高人类的生活质量。

(二)心理现象

心理现象(psychological phenomena)是心理活动的表现形式。人的心理活动是生命活动过程中复杂的高级运动形式，是人在社会实践和社会活动中与他人和内外环境发生相互作用而引起的主观活动及行为表现。心理现象一般包括心理过程和人格两个相互联系的方面(图1-1)。

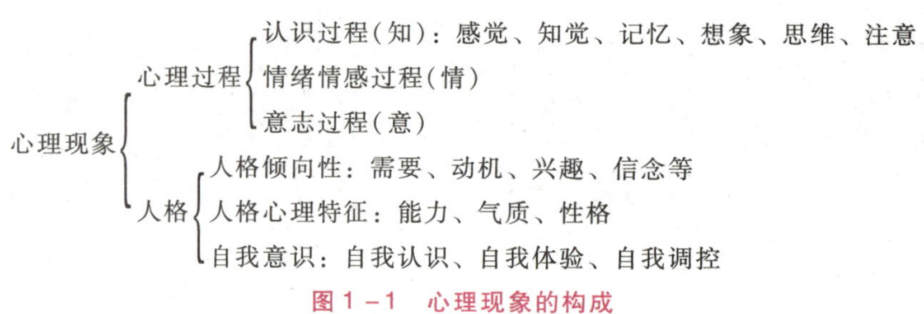

图1-1　心理现象的构成

1. 心理过程

心理过程是人的心理活动反映客观现实的动态过程。心理过程包括认知过程、情绪情感过程和意志过程，即知、情、意三方面。认知过程是人最基本的心理活动，是人脑对客观事物的属性及其规律的反应过程；情绪情感过程是指人在认识客观事物的基础上，产生的喜、怒、哀、乐、爱、惧等主观体验；意志过程则是人们根据对客观事物的认识，自觉地确定行动目的，拟订计划和步骤，克服各种困难，努力付诸行动实现目标的主观能动的心理过程。

认知过程、情绪情感过程和意志过程是人的完整的心理活动不可分割的三个方面，它们相互联系、相互制约。其中，认知过程是基础，情绪情感过程和意志过程是影响认知过程发展变化的动力系统。

2. 人格

人格是现实生活中个体显示出来的独特的精神面貌。人格心理结构包括人格倾向性、人格心理特征和自我意识系统。人格倾向性是决定个体对事物的态度和行为的基本动力，是人格心理结构中最活跃的因素；人格心理特征是个体经常表现出来的稳定的心理特点；自我意识是对人格的各种成分进行调控，保证人格的完整、统一与和谐，也是人的心理区别于动物心理的一大特征。

人的心理过程和人格是相互依存、相互制约、不可分割的整体。人格是在心理过程的基础上形成并表现出来的，同时形成的人格也影响个体的心理活动过程。

二、心理的实质

(一)脑是心理的物质基础

觉醒状态是由脑干网状结构来维持的；信息的收集、整理和储存是由大脑皮质完成的，并且可以有目的、有计划地对行动进行调控。这些脑的基本功能保证了心理活动的清醒、稳定、有序。个体发育成熟与心理成熟是平衡发展的过程。

对大脑两半球功能不对称性的研究证明脑是心理活动产生的基础。左脑半球在语言及与语言相关的概念、抽象、逻辑、分析能力等方面占优势，当左脑半球功能暂时被抑制时，人会出现情绪低落、沉默无语、自卑自罪等情绪反应。而右脑半球在空间感、方向感、音乐、绘画及复杂图形的识别等方面占优势，当右脑半球功能暂时被抑制时，人会出现情绪高涨、欣快、语言增多等情绪反应。由此可见，心理是脑的功能，人脑为心理的产生和发展提供了物质基础。

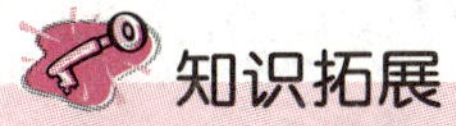

知识拓展

裂脑人研究

美国生理学家斯佩里通过对切断连接大脑两半球之间的神经纤维胼胝体的患者进行研究，发现大脑两个半球的功能是高度专门化的，且呈对侧分工的特点。其中，左半球具有语言加工、计算、逻辑推理、言语等方面的优势；右半球具有空间知觉、形象思维、情绪识别、音乐欣赏等方面的优势。这项研究被称为裂脑人研究。斯佩里也因在大脑两半球功能定位方面取得的成就于1981年获得了诺贝尔生理学或医学奖。近年来，我国医学家们也在治疗顽固性癫痫方面采用了切除胼胝体的裂脑手术，使患者术前呈现的孤僻、暴躁、打人毁物等异常行为明显改善。

(二)心理是脑对客观现实的主观能动的反映

1. 心理反映的内容来自客观现实

人脑是产生心理的器官，但它不能直接产生心理，只有在人与周围环境相互作用时才能产生心理活动。人的一切心理现象都是对客观现实的反映。没有客观事物的刺激作用，大脑不能产生任何心理现象。

2. 人的心理在社会实践活动中形成和发展

人的一切心理活动都是在认识、改造客观现实的实践活动中形成和发展起来的，没有人的社会实践活动就没有人的心理活动。社会实践对人的心理发展起着极为重要的作用，在成长早期则显得更为突出。一个人如果生来就脱离社会生活，那么即使具有正常人的大脑，也不可能产生正常人的心理。印度狼孩等就是典型的例证。

3. 人的心理是对客观现实主观能动的反映

心理反映的内容是客观的外界事物和现象，是由外界事物决定的。但心理又有主观的一面，因为对客观现实的反映总是由主体(个人)进行的，它对客观事物的反映不是复印、摄影等对事物的翻版，而是会受个人经验、个性特征和自我意识等因素的影响，所以说它是主观的。人不仅能认识世界，还能通过意志的作用改造世界。在反映现实的过程中，人还能根据实践的检验不断调整自己的行为，使反映符合客观规律，并随时纠正错误的反映。这些均表现了人的心理反映的主观能动性。

第二节　护理心理学概述

一、护理心理学的概念

护理心理学(nursing psychology)是护理学与心理学相结合的一门交叉学科，它既是医学心理学的分支学科，又是护理学的重要组成部分，主要研究护理对象和护士在护理情境下的心理现象及其活动规律，以及如何运用心理学的理论和技术解决护理实践中的心理问题，以实施最佳护理。

二、护理心理学的研究对象与任务

(一)护理心理学的研究对象

护理心理学的研究对象包括护理对象和护士两部分。护理对象主要包括：①患者，即患有各种躯体疾病、心身疾病或心理障碍、神经精神疾病等的个体；②亚健康状态的个体，即介于健康和患病之间的部分生理功能下降的个体；③健康的个体。对于护士，主要研究其职业心理素质及优化其职业心理素质的方法，从而维护和促进护士的身心健康。

（二）护理心理学的研究任务

护理心理学的任务是将心理学的理论和技术运用于临床实践，指导护士根据患者的心理活动规律做好心理护理工作。护理心理学主要研究以下几个方面的内容。

1. 研究患者的心理活动规律和特殊心理活动特点

大多数患者在患病后都存在焦虑、抑郁等负面情绪，不同年龄、不同性别、不同个性、不同社会背景和不同经济状况的患者在患病后的心理反应也各有差异。因此，护理心理学的主要任务之一就是要深入了解患者的特殊心理活动特点，从而更好地促进个性化心理护理的开展，促进患者早日全面康复。

2. 研究心身交互作用对心身健康的影响

个体的生理活动和心理活动相互制约、相互影响。医学研究证明，心理－社会因素在个体的健康和疾病及其相互转化中发挥着重要作用。因此，护理心理学的任务就是研究个体心身交互作用的机制，以及应激事件、情绪、人格等心理－社会因素在健康和疾病中的作用与意义，促使护士自觉采取针对性的心理护理措施，更好地对患者进行整体护理，促进患者疾病的康复。

3. 研究心理护理的理论、技术和方法

心理护理是护理心理学的主要任务之一，研究对患者异常心理活动进行具体的心理评估及心理护理技术，选择恰当的心理干预方法，确定个性化的心理护理方案，以及运用心理学的理论和技术促进患者的心身健康，是心理护理过程中最重要的内容。护士只有掌握正确有效的心理评估和心理干预方法，才能针对患者现存和潜在的心理问题进行干预，更好地促进患者疾病的康复。

4. 研究及培养护士的心理素质

我国学者提出："护士积极的职业心态是最基本、最基础的心理护理。"要使整体护理取得更好的效果，护士必须保持其自身良好的身心状态，凡事多为患者着想，能经常自省自己的言行举止是否体现出对患者身心状态的积极影响等。同时，护士承担着繁重的工作任务，随时面临着许多不可预料的突发事件和意外状况，因此，现代护理工作对护士的心理素质提出了更高的要求。对护士的心理品质和培养措施进行研究，有助于具有优良品质的护理工作者的培养及护理工作目标的达成。

三、护理心理学的研究方法

（一）观察法

观察法（observational method）是通过对研究对象进行科学的、有目的的直接观察和分析，研究个体或团体的行为活动，从而探讨其心理行为变化规律的一种方法。观察法是科学研究中最原始且应用最广泛的一种方法。根据预先是否设置情景，观察法可分为自然观察法和实验观察法。

（二）调查法

调查法（survey method）是通过问卷或访谈等形式获得资料并加以分析的研究方法。其具体方法可分为问卷法和访谈法。

1. 问卷法

问卷法是指研究者将事先设计好的调查表或问卷发放给研究对象，由研究对象自行阅读操作要求并填写问卷，然后再由研究者收回问卷并对其内容进行整理和分析的方法。问卷法简便易行，具有节省时间、收效快、信息量大的优点，但其结果的真实性、可靠性因受各种因素影响而存在差异。

2. 访谈法

访谈法是指通过与研究对象面对面交谈来了解其心理和行为的研究方法。访谈法的效果取决于问

题的性质和研究者本身的访谈技巧。访谈法不仅可应用于临床患者，还可应用于健康人群，在心理评估、咨询、治疗等研究中均被广泛采纳，能够简单而迅速地收集多方面的资料。

(三)测验法

测验法(test method)是指运用经过信度、效度检验的标准化量表对研究对象的某些心理特征进行量化的研究方法，是护理心理学研究方法中的一种通用且重要的方法。心理测验的种类繁多，如智力测验、人格测验等。

(四)实验法

实验法(experimental method)是指按照研究目的控制或创设条件，主动引起或改变研究对象的心理活动，从而进行研究的一种方法。实验法是科学研究中应用最广泛、成效最显著的一种方法，常被用于实验室或临床研究中。

(五)个案法

个案法(case method)是指对一个研究对象进行研究的方法，可以同时使用观察法、调查法、测验法和实验法等研究方法。个案法适用于某些特殊心理问题的干预、心身疾病的研究分析等。

第三节 医学模式的转变与护理心理学

案例导学

透析室护士小李

张某，女，56岁，患肾衰竭，每周需做三次血液透析，她感到非常痛苦和迷茫。刚开始，张某由于对医院的环境和透析技术不满意，感到焦虑和不安；后来，当她知道透析不能治好她的病，只能缓解症状时，她变得越来越沮丧，觉得自己成了家人的负担。小李是该患者的责任护士。开始，小李给张女士讲述一些透析方面的知识，并与她交谈，看她是否了解透析并观察其情绪反应。为帮助张女士尽快适应血液透析并保持情绪稳定，小李很耐心地听她讲述一些不愉快的感受，当遇到烦恼的事情时，她们会一起讨论如何解决。张女士说，小李是她的情感陪伴者，让她心理上感到非常舒服，同时也是一位非常好的老师，教会她许多专业知识，让她清楚地了解治疗计划。她非常感谢小李在治疗的前两个月为她提供的心理护理，使她安然地度过了初期的情绪反应，并能以正确的态度去面对所面临的问题。

请思考：

1. 该案例对我们有哪些启示？小李的行为受哪种医学观念的影响？
2. 如果我们要做好护理工作，应具备哪些方面的知识？
3. 学习护理心理学对护士有什么意义？

一、医学模式

医学模式(medical model)是医学的一种主导思想，是人们从总体上认识健康和疾病及其相互转化的哲学观点，包括健康观、疾病观、诊断观、治疗观、护理观等。医学模式影响着这一时期整个医学工作的思维模式及行为方式，使其带有一定的倾向性、习惯化的风格和特征，从而也影响了医学工作的结果。医学模式随着社会的进步、医学科学的发展而不断地发展、变化和完善。

传统医学模式是生物医学模式(biomedical model)，是建立在经典的西方医学基础上，尤其是细菌论基础上的医学模式，强调疾病与生物因素有关，并用该理论来解释、诊断、治疗和预防疾病。其基本特征是把人看作单纯的生物机器，只注重患者生物学指标的测量，而忽视了心理－社会因素对患者的影响。

现代医学模式是生物－心理－社会医学模式(biopsychosocial medical model)，是建立在系统论和整体观之上的医学模式。其基本特征是把人看作是一个多层次的、完整的连续体，在健康和疾病的问题上把人视为一个整体，综合考虑生物、心理和行为，以及各种社会因素对疾病和健康的作用与影响。

二、现代医学模式对护理工作的指导意义

19世纪末，西医作为一门现代科学传入我国，在相当长的一段时期，生物医学模式在我国医学界占据了主导地位。自20世纪50年代以来，随着生物因素引起的疾病(如传染病)逐渐被控制，人类“疾病谱”和“死因谱”发生了显著变化，心脑血管疾病、恶性肿瘤、意外死亡等已取代传染病而成为人类的主要死因，这些疾病产生的危险因素与心理－社会因素直接相关。随着疾病谱的改变及人们对医疗服务需求的提高，原有的生物医学模式已不足以阐明人类健康和疾病的全部本质，疾病的治疗不能单凭药物或手术，人们对健康的要求不再停留在身体无病的水平，更追求心身的舒适和协调。于是1977年，美国精神病学和内科专家恩格尔(G. L. Engel)在《科学》杂志上发表《需要一种新的医学模式——对生物医学的挑战》一文，提出了新的生物－心理－社会医学模式。这种医学模式的核心在于有关心理学、社会学内容对医学的补充和有机结合，而医学心理学正是适应这一医学模式转变而发展起来的。作为医学心理学的分支学科——护理心理学，其形成和发展深受医学模式转变的影响，同时护理心理学的形成和发展又起到推动及促进医学模式转变的作用。

新的医学模式对护理工作有以下几方面的指导意义。

(1)人是一个完整的系统，通过神经系统保持全身各系统、器官、组织、细胞活动的统一。所以，在护理工作中应把疾病和患者视为一个整体，而不应把各系统、器官分割开来看待。

(2)人同时有心理活动和生理活动，心身是相互影响、相互联系的。心理活动通过心身中介机制影响生理功能的完善，生理活动也同样影响人的心理功能。在护理工作中应注意患者心、身两方面的交互影响。

(3)人与环境是紧密联系的，人不仅是自然人，而且还是社会人。各种社会环境因素和自然环境因素都会对人的身心健康产生影响。在护理工作中要注意把患者与社会及其生存的整个外界环境视为一个整体。

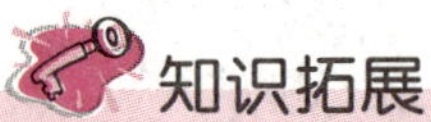

现代护理学发展的三个阶段

(1)20世纪40年代以前，以疾病为中心的护理阶段。

(2)20世纪40—60年代，以患者为中心的护理阶段。

(3)20世纪70年代，以人的整体健康为中心的护理阶段，护理心理学由此开始进入科学化的学科发展阶段。1996年，护理心理学正式从医学心理学中分离出来，成为护理专业的一门重要学科。

(4)心理因素在人类的调节和适应功能活动中具有能动作用。人作为一个系统，要对包括社会环境、自然环境和个体的内环境随时做出适应性调整，以保持健康水平。在调节适应过程中，人可以通

过改变认识和行为做出一些主动的适应来保持健康的状态。在护理工作中，护士可以通过指导患者进行松弛训练、行为矫正等来改变其体内的心理生理过程，通过指导患者改变自身不良认知来改变不良情绪，从生理、心理和社会三方面对患者进行整体护理，以便更好地促进患者康复。

三、学习护理心理学的意义

学习和掌握护理心理学的理论与技能，不仅是主动适应现代护理模式的需要，而且还是提高护理质量、优化护士职业心理素质的需要。

（一）有助于护士树立现代护理观

从20世纪30年代开始，心理－社会因素与健康之间的相互影响越来越受医学界的重视，在现代医学观的指导下，护理工作的重点从疾病护理转变为以人为中心的整理护理，强调以患者为中心，以护理程序为框架，将护理工作的各个环节系统化，突出了护理工作的科学性、系统性和整体性，强调在护理工作中不仅要满足患者的生理需要，还要尽量满足患者的心理和社会需要。这就要求护士必须掌握一定的护理心理学知识和心理护理技能，树立现代护理观，将整体护理贯穿于整个护理工作的全过程。

（二）有助于提高护理质量

随着疾病谱的改变，心脑血管疾病、恶性肿瘤等许多疾病的发生、发展都与心理－社会因素直接相关。另外，生病后患者必然会出现各种不良的情绪反应，这些情绪反应处理不当也会加重原有的病情。护士只有具备护理心理学的知识和技能，才能对导致疾病或加重疾病的心理－社会因素进行正确的评估和诊断，并制订干预计划，有针对性地对患者进行心理护理，才能更好地提高护理质量，促进患者康复。

（三）有助于培养护士良好的职业心理素质

要做好患者的心理护理工作，护士首先应具备良好的心理素质、积极稳定的情绪、良好的语言表达能力及沟通能力等。通过学习护理心理学，护士不仅可以全面地了解自己、健全自身的人格、提高自身的心理健康水平，还可以深刻地认识到自身情绪、语言和行为对患者心理的影响，从而有意识地注重对自身情绪、语言和行为的调节，不断地培养良好的职业心理素质，以便更好地为患者服务。

（汤雅婷）

本章小结

心理学是研究心理现象发生、发展和活动规律的科学。心理现象包括心理过程和人格两个方面。心理是人脑对客观现实的主观能动的反映。护理心理学主要研究护理人员和护理对象在护理情境下的心理现象及其活动规律，以及如何运用心理学的理论和技术解决护理实践中的心理问题，以实施最佳护理的一门应用学科。

现代医学模式是生物－心理－社会医学模式，是建立在系统论和整体观之上的医学模式。强调在健康和疾病的问题上把人视为一个整体，综合考虑生物、心理和行为，以及社会各种因素对疾病和健康的作用与影响。本章系统介绍了心理学和护理心理学的概念、性质及研究对象，以及心理的实质和医学模式等内容，使学生能从全新的视角认识健康与疾病，建立新的健康观和疾病的整体观。

目标检测

A1 型题

1. 心理现象包括(　　)

A. 人格与个性　B. 心理过程与意识　C. 心理过程与人格

D. 人格与情绪情感　E. 认知过程与人格

2. 下列关于心理实质的论述，错误的是(　　)

A. 心理反映的内容是客观现实

B. 心理是脑的功能

C. 人的心理具有主观能动性

D. 个体一出生被放在任何环境中都可以发展人的心理

E. 人的心理是在社会实践活动中发生、发展的

3. 护理心理学的研究对象不包括(　　)

A. 患者　B. 亚健康状态的人　C. 健康人

D. 社会工作者　E. 护士

4. 下列不是护理心理学研究任务的是(　　)

A. 研究药物在治病过程中的作用

B. 研究心身交互作用对心身健康的影响

C. 研究心理护理的理论、技术和方法

D. 研究患者的心理活动规律和特殊心理活动特点

E. 研究及培养护士的心理素质

5. 下列关于生物 - 心理 - 社会医学模式的表述，正确的是(　　)

A. 心、身是二元对立的

B. 心理与躯体是不同的系统，不会影响疾病的产生

C. 社会因素不会引起疾病的发生

D. 在健康和疾病问题上应将人视为一个整体

E. 生物 - 心理 - 社会医学模式兴起于 19 世纪末

6. 现代医学模式正处于的阶段是(　　)

A. 神灵主义向生物医学模式转变

B. 机械医学向生物医学模式转变

C. 自然哲学向机械医学模式转变

D. 生物医学模式向生物 - 心理 - 社会医学模式转变

E. 生物 - 心理 - 社会医学模式向生物医学模式转变

7. 下列不属于学习护理心理学意义的是(　　)

A. 有助于树立现代护理观　B. 促进医学模式转变　C. 提高医疗水平

D. 提高用药水平　E. 改善医患关系

8. 促进医学模式转变的因素不包括(　　)

A. 现代人身心素质降低　B. 疾病谱顺位的变化　C. 人们需求层次的提高

D. 人类认识水平的提高　E. 人们对医疗服务要求的提高

9. 护理心理学的研究方法不包括(　　)

A. 观察法　B. 实验法　C. 测验法

D. 个案法　E. 咨询法

10. 美国精神病学和内科专家恩格尔在《科学》杂志上发表文章提出医学模式转变的时间是( )

A. 1976 年　　B. 1977 年　　C. 1978 年

D. 1979 年　　E. 1980 年

目标检测答案

第二章　心理学基础知识

学习目标

1. 掌握感觉、知觉、记忆、思维、想象、注意、情绪与情感、意志、人格、需要、动机、动机冲突、能力、气质、性格、自我意识的概念；掌握情绪与情感的作用、分类，以及情绪与健康的关系；掌握人格的特征；掌握气质的类型、特点及意义。

2. 熟悉感受性及其意义；熟悉知觉的特征；熟悉注意的品质；熟悉动机冲突的基本类型；熟悉人格的构成；熟悉马斯洛的需要层次理论；熟悉自我意识的结构。

3. 了解知、情、意以及人格与人的发展之间的关系；了解遗忘的规律；了解需要、动机的分类；了解意志的过程和品质。

心理学是研究心理现象发生、发展规律的科学，是一门既古老又年轻的科学。早期一直属于哲学范畴，直至1879年德国心理学家威廉冯特(Wilhelm Wundt)在莱比锡大学建立了世界上第一个心理学实验室，才使心理学作为一门独立的学科从哲学中分离出来。心理学研究的对象是心理现象，可以从心理过程和人格两个方面加以认识。学习护理心理学，首先应掌握与心理现象有关的基本知识。

第一节　心理过程

一、认识过程

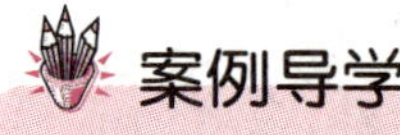

学棋的学生

古代有个著名的棋师叫奕秋，他教两个学生下围棋。学生甲专心致志地听奕秋教导，眼观、耳听、用心思考，领会怎样进攻、怎样防守，棋艺突飞猛进。学生乙虽然也在听讲，却心不在焉，总是觉得有天鹅要飞来，想要拉弓把它射下来。最终他什么棋艺也没有学到。

请思考：本案例中描述了两位学生的哪些心理现象？

认识过程(cognitive process)是人们获得知识或应用知识的过程，也是信息加工的过程。认识过程包括感觉、知觉、记忆、思维、想象和注意等。

(一)感觉

1. 感觉的概念

感觉(sensation)是人脑对直接作用于感觉器官的客观事物个别属性的反映。感觉是最简单的心理活动，是人对客观世界认识的开始，它是一切高级的、复杂的心理活动产生的前提，也是人们正常心理活动的必要条件。

2. 感觉的分类

(1)外部感觉：接受外界信息，反映外界事物的个别属性，包括视觉、听觉、嗅觉、味觉和皮肤感觉等。

(2)内部感觉：接受机体内部信息，反映自身位置、运动及内脏状态的个别属性，包括平衡觉、运动觉和内脏感觉等。

3. 感受性及其意义

人的感觉能力的大小被称为感受性，衡量感受性的指标是感觉阈限。能引起感觉发生的最小刺激量称为感觉阈限。感受性和感觉阈限呈反比关系，感觉阈限越高，感受性越低，反之亦然。

感受性的异常称为感觉异常，表现有感觉过敏、感觉增强、感觉减退和感觉丧失。

4. 感觉的特性

(1)感觉的适应：是指同一刺激持续作用于同一感受器而产生的感受性提高或降低的现象。一般以嗅觉适应最为迅捷，痛觉适应较为缓慢。

(2)感觉的相互作用：在一定条件下，各种不同的感觉可相互作用，从而使感受性发生变化。如噪声可以使痛觉增强，而明快的乐曲可以使痛觉减轻；食物的凉热可以影响它的味道；视觉变换可以破坏平衡觉，使人眩晕或呕吐。此外，感觉的相互作用还表现在感觉对比和联觉现象上。

感觉对比是指同一感受器接受不同刺激而使感受性发生变化的现象。如先吃糖，后吃柑橘，会觉得柑橘很酸；而先吃杨梅，后吃柑橘，则会觉得柑橘很甜(先后对比)。把一个灰色物体放在白色背景上，看起来显得暗一些；而把它放在黑色背景上，看起来则显得明亮些(同时对比，见图 2－1)。

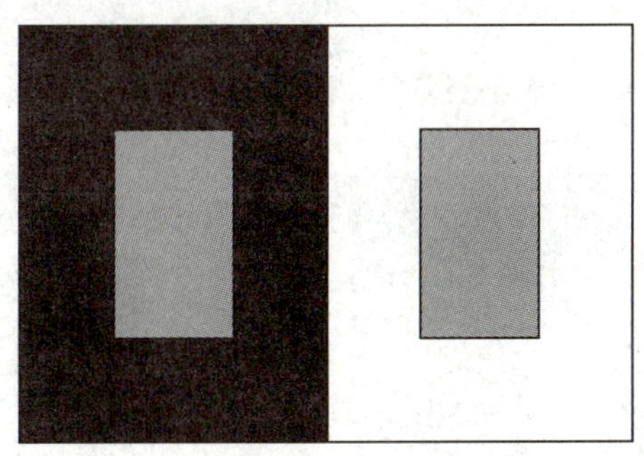

图 2－1　同时对比

(3)感受性的发展与补偿：人的感受性不仅可以在一定条件下发生暂时性变化，还可以在个体实践活动和训练中获得提高与发展。如音乐家有高度敏锐的听觉；调味师有高度灵敏的味觉和嗅觉；盲人有高度发达的听觉和触觉；有些聋哑人甚至可以“以目代耳”，学会“看”话等。这说明人的感受性通过实践可以得到充分发展，并且具有巨大的开发潜力。

(4)感觉后像：外界刺激停止作用后，还能暂时保留一段时间的感觉形象称为感觉后像。如灯灭了，眼睛里还保留着亮灯的形象；声音停止以后，耳朵里还有这个声音的余音在萦绕。

感觉后像的性质与刺激物的性质相同时，称为正后像，如看到的灯光是亮的，灯灭以后留下的视觉形象还是亮的灯；感觉后像的性质与刺激物的性质相反时，称为负后像，如看到灯灭了，眼睛里却留下了一个黑色灯泡的形象。彩色的负后像是刺激色的补色，如红色的负后像是蓝绿色、黄色的负后像是蓝色。

知识拓展

感受性的规律

感受性随着年龄的增长呈先上升后下降的变化，青年期感受性达高峰，老年期感受性普遍下降。随着年龄的增长，老年人对视、听、嗅、味的感觉越来越迟钝，但对痛的感觉有上升趋势。人患病时，对外界的刺激(声、光、温度)变得非常敏感，甚至对自己内脏的活动及身体的姿势也非常敏感，可直接影响睡眠和情绪，因此，在病房管理中应强调光线柔和、降低谈话声和脚步声。医护人员对患者感受性的差异及变化应有正确的认识并引起重视，在工作中尽量采取措施以减少引起患者感觉不适的刺激。

(二)知觉

1. 知觉的概念

知觉(perception)是人脑对直接作用于感觉器官的客观事物整体属性的反映。人不仅能通过感觉器官感受客观事物的个别属性，还能通过大脑将客观事物的各种个别属性联系起来，整合形成一个整体印象。

2. 知觉的种类

(1)空间知觉：是指对物体的形状、大小、深度和方位等空间特性的反映。

(2)时间知觉：是指对事物的延续性和顺序性的反映。

(3)运动知觉：是指对物体的静止、运动和运动速度的反映。

3. 知觉的特征

(1)知觉的选择性：是指在知觉过程中，把知觉对象从背景中分离出来的特性(图 2－2)。

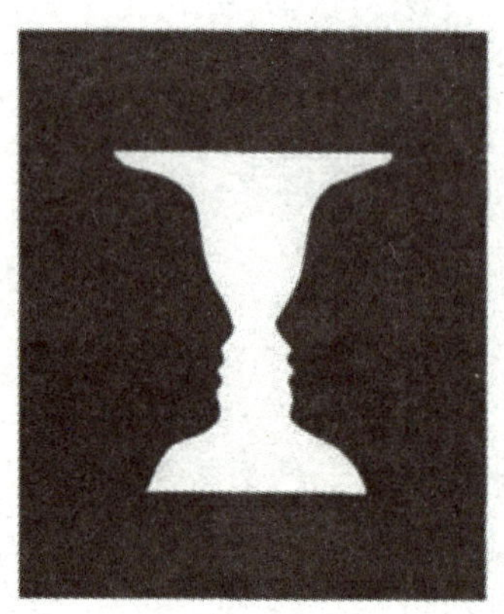

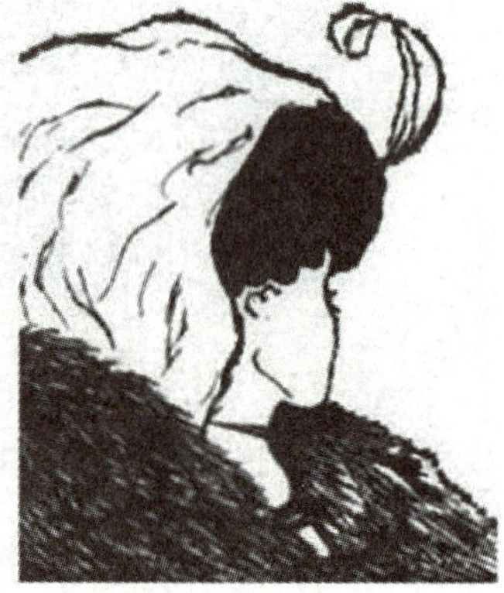

图 2－2　知觉的选择性

(2)知觉的整体性：是指在知觉过程中，将客观事物的个别属性进行整合的特性。知觉的对象有不同的属性，并由不同部分组成，但人们并不是将其作为许多个别、孤立的部分，而是把它作为一个整体(图 2－3)。

(3)知觉的理解性：是指在知觉过程中，用已有的知识经验对知觉对象进行解释的特性。人们在知觉过程中，不是被动地反映知觉对象，而是主动地用已有的知识经验对知觉对象做出某种解释，使其具有一定的意义(图 2－4)。

(4)知觉的恒常性：是指当知觉条件在一定范围内变化时，人对物体的知觉仍然保持相对不变的特性(图 2－5)。

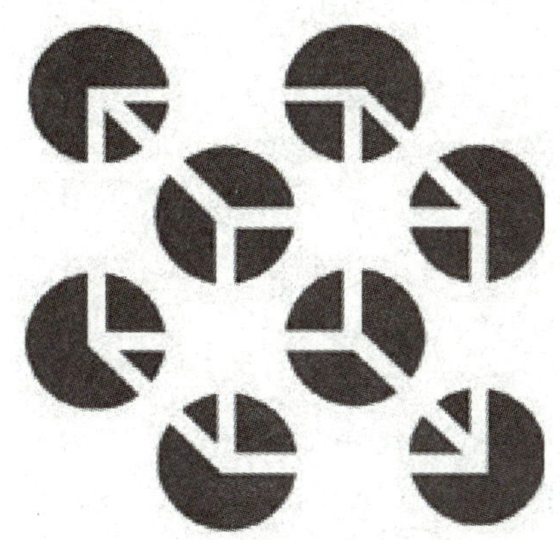

图 2－3　知觉的整体性

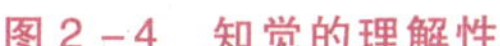

图 2－4　知觉的理解性

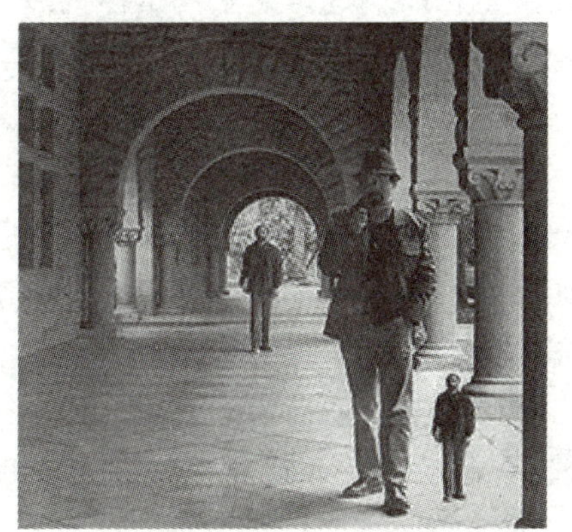

图 2－5　知觉的恒常性

常见的知觉异常有错觉、幻觉和感知综合障碍，这些知觉异常对心理问题及精神疾病的诊断具有临床意义。

（三）记忆

1. 记忆的概念

记忆（memory）是过去经验在人脑中的反映。从信息加工的观点来看，记忆就是人脑对输入的信息进行编码、储存和提取的过程。记忆是人们学习、工作和生活的基本能力，凭借记忆人们能积累知识经验，从而不断成熟起来。

2. 记忆的分类

（1）按照记忆的内容分类：记忆可分为四类。①形象记忆：是以感知过的事物表面形象为内容的记忆，如人们对外貌的记忆；②逻辑记忆：是以概念、命题或思想等逻辑思维结果为内容的记忆，如人们对公式、定律、法则等内容的记忆；③情绪记忆：是以体验过的情绪为内容的记忆；④运动记忆：是以做过的动作为内容的记忆。

（2）按照记忆保持的时间分类：记忆可分为三类。①瞬时记忆：又称感觉记忆，是当刺激停止后，感觉信息有一个非常短暂的停留，一般为 0.25～2 秒，如果这些信息进一步受到注意，则进入短时记忆，否则就会被遗忘；②短时记忆：当瞬时记忆的内容引起个体注意后，信息就会由瞬时记忆进入短时记忆阶段，其保持时间一般不超过 1 分钟，短时记忆的容量较为有限，一般为（7±2）个单位；③长时记忆：是指信息保持时间在 1 分钟以上，乃至终生的记忆。短时记忆的信息反复强化形成长时记忆，长时记忆的存储容量几乎是无限的。瞬时记忆、短时记忆和长时记忆三者之间的关系可归纳为图 2－6。

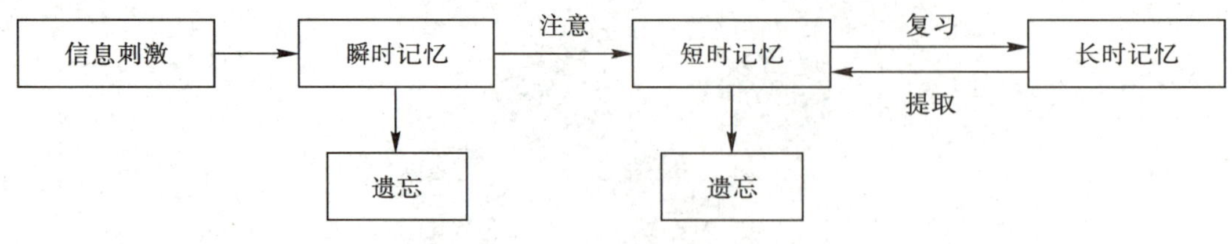

图 2-6　三种记忆类型关系图

3. 记忆的过程

记忆包括识记、保持、再认或回忆三个基本环节。

(1)识记：是识别和记住客观事物的过程，也是人的学习过程。不同的分类方法可将识记分为不同的类型，如有意识记和无意识记。

(2)保持：是对识记过的事物进行加工、巩固和储存的过程。它是信息存储、再认和回忆的必要条件。保持是衡量记忆品质优劣的重要指标之一。

(3)再认或回忆：再认是当识记过的事物再度出现时能够辨认的过程，如选择题的作答、解剖学标本考试等。回忆是当识记过的事物不在眼前时，依然能够在头脑中重新出现其形象的过程。

4. 遗忘

遗忘(forgetting)是对识记过的事物不能再认与回忆或错误地再认与回忆。遗忘既有积极作用，又有消极作用。如果没有遗忘，人们所经历的大小事件全都堆积于头脑之中，将会给人们带来无尽的烦恼。同时，遗忘也给人们的学习和工作带来了许多困难，因此，要研究、运用遗忘的规律，以提高记忆能力。德国心理学家艾宾浩斯最先对遗忘的规律进行了系统研究，并将其规律绘制成曲线，称为“艾宾浩斯遗忘曲线”(图 2-7)。该曲线揭示遗忘的时间规律是先快后慢。

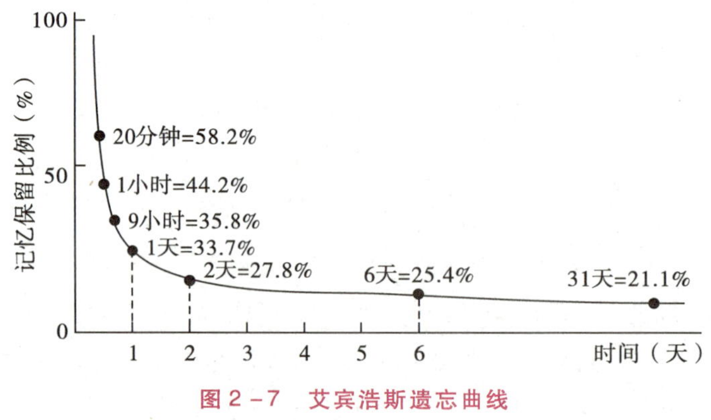

图 2-7　艾宾浩斯遗忘曲线

记忆异常的表现有记忆增强、记忆减退、记忆错构和记忆虚构等。

(四)思维

1. 思维的概念

思维(thinking)是人脑对客观事物间接的、概括的反映。思维反映的是事物的本质属性、内在联系和发展规律，是认识过程的高级阶段。

2. 思维的特征

(1)间接性：是指人脑对客观事物的反映，但思维不是客观事物直接作用于人脑的结果，而是人脑借助一定的媒介和已有的知识经验来认识客观事物，并能预见事物的发展与结果。如借助 X 线检查诊断肺部疾病；通过气象数据对天气进行预报等。

(2)概括性：思维不是对事物具体的、表面特征的认识，而是对事物共同的、本质特征的认识。感知觉只能认识具体事物，而思维则是把同类事物的共同特征和本质特征从各个属性中抽取出来加以认识。如临床上对“急性炎症”共同的、本质的特征用“红、肿、热、痛和功能障碍”加以总结概括。

3. 思维的分类

(1)根据思维过程的凭借物对思维进行分类。

1)动作思维：又称操作思维或实践思维，是根据实际动作解决问题的思维过程。3 岁前的幼儿，其思维在触摸、摆弄物体的活动中进行，而不能在动作之外“默默思考”。成人也有动作思维，如护理对象入院时，医生一边检查一边思考。

2)形象思维：是凭借事物的具体形象和表象的联想进行的思维。学龄前期和学龄初期儿童计数时要通过数手指或算珠才能得出答案，识字时要观察实物或图片才能理解字义，这些都是形象思维。成人也有形象思维，如画家、音乐家在构思作品时，建筑家在设计图纸时都需要借助形象思维。

3)抽象思维：是以概念、判断、推理的形式进行的思维。抽象思维是最复杂、最高级的思维形式，是对事物本质属性、内在联系的反映。成人的思维以抽象思维为主。

这三种思维有机结合会大大加深人们对事物的认识。如听课时的思考是抽象思维，同时看挂图或多媒体文件是形象思维，而实验课中的实践操作则是动作思维。

(2)根据思维探索答案的方向对思维进行分类。

1)聚合思维：又称求同思维，是指把问题的各种信息聚合起来，朝着同一个方向得出一个正确答案的思维。

2)发散思维：又称求异思维，是指根据已有的信息，从不同角度、不同方向进行思考，寻找多种不同答案的思维。

4. 思维过程

(1)分析与综合：是思维的基本过程。分析是在头脑中把事物的整体分解为各个部分、各个方面或各种属性的思维过程。如学习人体解剖学的过程是把人体分为系统、器官、组织、细胞等各个部分的过程。综合是在头脑中把事物的各个部分、各个方面或各种属性结合起来，形成一个整体的过程。如根据细胞、组织、器官、系统的结构和功能的相关性，综合形成人体的整体的过程。

(2)比较：是在头脑中确定事物之间的相同点和不同点及其关系的思维过程。分析与综合是比较的基础，比较是抽象与概括的必要前提。

(3)抽象与概括：抽象是在头脑中把事物的本质特征抽取出来，舍弃其非本质特征的思维过程。概括是在头脑中把抽取出来的本质特征综合起来，并推广到同类事物中去的思维过程。

(五)想象

1. 想象的概念

想象(imagination)是对头脑中已有的表象进行加工改造，形成新形象的过程。想象的基本素材是表象。所谓表象是指曾经感知过的事物在头脑中留下的形象。

2. 想象的分类

(1)无意想象：是指没有预定目的、不自觉的想象。如学生在上课时“走神儿”。梦是无意想象的极端形式，它是人在睡眠状态下出现的一种漫无目的、不由自主的奇异想象。

(2)有意想象：是有一定目的、自觉进行的想象。有意想象可分为三类。①再造想象：是根据已有的表象，在头脑中形成新形象的过程，如通过解剖图谱想象实体的形态结构。②创造想象：是在头脑中独立地创造出新形象的过程。创造想象具有首创性、独立性和新颖性的特点，是一切创造活动的必要条件，如科学家的发明创造等。③幻想：是与人的愿望相联系并指向未来的想象。它有两个基本特点：一是指向未来；二是体现个体愿望。符合事物发展的客观规律并可能实现的幻想，称为理想。不符合事物发展的客观规律且不可能实现的幻想，称为空想。

想象出现异常的典型表现是妄想。

（六）注意

1. 注意的概念

注意（attention）是心理活动对一定对象的指向和集中。指向性和集中性是注意的两个特点。指向性是指心理活动有选择地朝向一定事物，并保持一定的时间。集中性是将心理活动聚集在所选择的事物上以保证反映得更清晰、更完善。注意伴随着心理活动的始终。

2. 注意的分类

（1）无意注意：是指没有预定目的也不需要意志努力的注意。无意注意主要由周围环境突然变化引起，如在安静的教室听课，有人突然闯进教室，大家会不约而同地把视线朝向他。

（2）有意注意：是指有预定目的并需要意志努力的注意。有意注意是注意的一种高级形式，受意识的调节和支配，服从主体的需要，具有积极主动的特性。如护士对护理对象病情观察的过程。

（3）有意后注意：是指有预定目的但不需要意志努力的注意。有意后注意是在有意注意的基础上发展起来的，当对有意注意的对象产生浓厚兴趣或熟练到一定程度时，维持注意就不再需要意志努力，有意注意就转变为有意后注意。如骑自行车，初学时需高度集中注意力、全身心地投入，为有意注意；熟练后则像走路一样自然，为有意后注意。

3. 注意的品质

（1）注意的广度：又称注意的范围，是指在同一时间内所能注意的对象数量。成人一般在0.1秒的时间内只能注意到8～9个黑色圆点或4～6个互不联系的外文字母。同一时间内所能注意的对象数量越多，注意的范围就越大；反之则越小。

（2）注意的稳定性：是指注意长时间地保持在某种事物或活动上。如外科医生在手术过程中高度集中注意力数小时，就是注意稳定性的表现。注意稳定的相反状态是注意的分散，它是由于无关刺激的干扰或单调刺激的长期作用，使注意中心离开当前注意对象。

（3）注意的分配：是指在同一时间内，把注意指向不同的对象或活动。如学生既要听课、思考问题，又要做笔记、看黑板；护士在进行护理操作的同时对护理对象进行病情观察等，都体现了注意的分配。

（4）注意的转移：是指根据新的任务，主动把注意从一个对象转移到另一个对象上。如上完护理实验课后，接着上药理课，不受实验课内容的干扰，及时地把注意力集中到药理课的课程内容上来。注意的转移有别于注意的分散，前者是有意识地支配自己的注意，使其迅速地从一个对象转移到另一个对象，并稳定下来；后者是注意需要保持稳定时，却表现出一种无目的、无明确方向、飘忽不定的状态。

二、情绪与情感过程

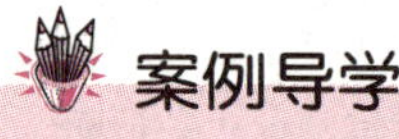

化解冲突

某医院儿科两名护士因患儿过于肥胖连续静脉穿刺7次均未成功，导致患儿家属非常生气，对工作人员进行辱骂。见到此状，护士长阿红立即过去帮忙，也遭到了患儿家属的阻挠和辱骂。阿红心平气和地向患儿家属道歉和解释，然后以娴熟的技巧顺利为患儿完成静脉穿刺，不但消除患儿家属心中的怒气，还得到了他们的感谢。事后，阿红不但积极安慰受到辱骂的同事，而且向患儿家属解释儿科护理工作的难处，顺利化解了护患之间的矛盾。

请思考：

1. 请分析该案例中护士和患儿家属产生了哪些情绪反应？原因是什么？
2. 保持良好的情绪对做好护理工作有什么意义？

(一)情绪与情感概述

1. 情绪与情感的概念

情绪与情感(emotion and feeling)是人对客观事物是否符合自己的需要而产生的态度体验。客观事物符合人们的需要，则会使人产生对这些事物积极的态度体验，表现为满意、愉快、喜爱、赞叹等；客观事物不符合人们的需要，则会使人产生对这些事物消极的态度体验，表现为不满意、烦恼、忧虑、厌恶等。

2. 情绪与情感的区别和联系

从情绪与情感产生的基础和特征表现上来看，二者有所区别。

首先，情绪产生早，多与人的生理性需要相联系；情感产生晚，多与人的社会性需要相联系。婴儿一生下来就有哭、笑等情绪表现，且多与食物、水、温暖、困倦等生理性需要有关；情感是在婴儿时期随着心智的成熟和社会认知的发展而产生的，多与求知、交往、艺术陶冶和人生追求等社会性需要有关。

其次，情绪具有情境性和暂时性；情感则具有深刻性和稳定性。情绪常由身旁的事物所引起，又常随着场合的改变及人、事的转换而变化。因此，有些人的情绪表现常会喜怒无常，非常难持久。情感则是在多次情绪体验的基础上形成的稳定的态度体验，如对一个人的爱和尊敬，可能是一生不变的。因此，情感特征常被作为人的个性和道德品质评价的重要方面。

最后，情绪具有冲动性和明显的外部表现；情感则比较内隐。人在情绪的影响下常常难以自控，如高兴时手舞足蹈，郁闷时垂头丧气，愤怒时暴跳如雷等。情感更多的是内心的体验，深沉且久远，不轻易流露出来。

情绪与情感虽不尽相同，但却是不可分割的。因此，人们时常把情绪与情感通用。一般来说，情感是在多次情绪体验的基础上形成并通过情绪表现出来的；反过来，情绪的表现和变化又受已形成的情感的制约。当人们做一份工作时，总是感到轻松、愉快，时间长了，就会爱上这一行；反过来，在他们对工作建立起深厚的感情之后，会因出色地完成工作而欣喜，也会因工作中的疏漏而伤心。由此可见，情绪是情感的基础和外部表现，情感是情绪的深化和本质内容。

(二)情绪与情感的分类

1. 原始情绪

原始情绪又称基本情绪，是人和动物共有的、与本能活动相联系的情绪。原始情绪包括以下四种基本类型。

(1)快乐：是指期盼的目标达成时产生的情绪体验。快乐的强度取决于期盼的目标达成的程度。快乐的等级可分为满意、愉快、欢乐和狂喜等。

(2)愤怒：是指由于其他人或事妨碍目标达成时产生的情绪体验。愤怒的强度取决于对其妨碍作用的大小和察觉的程度。愤怒的等级可分为不满、愠怒、大怒和暴怒等。

(3)悲哀：是指在失去自己所爱的人和物或自己的愿望破灭时产生的情绪体验。悲哀的强度取决于失去对象的重要性。悲哀的等级可分为遗憾、失望、难过、悲伤和极度哀痛等。

(4)恐惧：是指个体企图摆脱某种危险情境但又无能为力时产生的情绪体验。引起恐惧的原因是自身缺乏处理危险情境的能力。恐惧的等级可分为惊讶、害怕、惊骇和恐怖等。

在基本情绪的基础上，通过环境刺激和教育等因素的影响而形成的情绪称为复合情绪，如焦虑、敌意、忧愁等。

2. 情绪状态

根据情绪发生的强度、速度、紧张度和持续性，可把人的情绪状态分为以下三类。

(1)心境：是一种微弱而持久的情绪状态。它构成了人的心理活动背景，影响着人的整个精神活动。心境通常被人们称为心情，它具有广延、弥散、持久的特点，影响着人在一段时间内的整个精神状态，如“人逢喜事精神爽”就是愉快心境的写照。

(2)激情：是一种强烈的、短暂的、爆发式的情绪状态。这种情绪状态通常是由个人生活中的重大事件所引起的，如重大成功后的狂喜、惨遭失败时的绝望、亲人突然死亡所引起的极度悲痛、突如其来的危险所带来的异常恐惧等均是激情状态。激情发生时常伴有生理变化和明显的外部行为表现，如怒发冲冠、手舞足蹈等。激情状态下，人的认识活动范围缩小，自控能力减弱，以致不能正确评价自己行动的意义及后果。

(3)应激：是出乎意料的紧急情况所引起的高度情绪紧张状态，突发事件、意外事故、强烈的精神刺激等均可导致应激状态。应激可使人的肌张力、血压、内分泌、心率、呼吸及代谢水平在短时间内发生剧烈变化。

3. 情感的分类

(1)道德感：是人们根据一定的道德标准，评价自己和他人的言行、思想、意图时产生的情感体验。当思想、行为符合这些标准时，就会产生肯定的情感体验，感到满意、愉快；反之，则痛苦不安。如民族的尊严和自豪感、对公益活动的责任感、对集体的荣誉感、对护理对象的同情感等都属于道德感。

(2)理智感：是人们认识和追求真理的需要是否得到满足而产生的情感体验。理智感与人的求知欲、知识兴趣、解决问题等社会性需要相联系。它体现了人们对自己认识活动的过程与结果的态度，如科学研究中发现未知问题、解决问题时产生的愉悦感。

(3)美感：是关于客观事物或人的言行、思想和意图是否符合人的美的需要而产生的情感体验。美丽的自然现象(如辽阔的草原、青山绿水等)引起人们的自然美感；美好的社会现象(如纯朴善良、见义勇为等)引起人们的社会美感；美妙的音乐、美丽的绘画、优秀的文学作品等引起人们的艺术美感。

(三)情绪的生理变化和外部行为表现

情绪发生时，机体通常伴随着生理变化和外部行为表现。

1. 生理变化

情绪和情感反应会引起包括心率、血压、呼吸等在内的一定的生理变化，如激动时血压升高，紧张时心跳加快，害羞时满脸通红等。这些生理变化常伴随着不同情绪产生，再通过神经内分泌的作用实现。

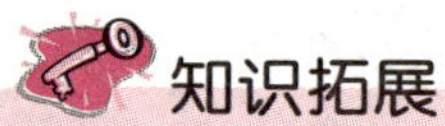

知识拓展

色彩对情绪的影响

色彩对人们的心理活动有重要影响，而且与情绪有着非常密切的关系，现实生活中，人们都在自觉或不自觉地利用色彩来影响和控制情绪。①红色：像火和血一样给人带来刺激、热情、积极、奔放与力量，能使人产生庄严、肃穆、喜气和幸福等感觉。②黄色：像阳光和金属的光泽，它具有最高的亮度，给人以光明和希望的感觉，象征功名、理解、聪明。③蓝色：是天空和大海的颜色，使人感到悠远、空虚、宁静、深奥，象征智慧。④橙色：使人想到火光和水果，令人感到温暖和快乐，能使人产生力量、振奋精神。它也象征着疑惑、嫉妒、诈伪。⑤绿色：是自然界中草原和森林的颜色，有生命永久、理想、年轻、安全、新鲜、和平之意，给人以清凉之感。⑥青色：表示沉静、冷淡、理智、未成熟，象征高深、博爱、法律尊严。⑦紫色：给人以庄严、高贵、孤独、优美的感觉。

2. 外部行为表现

在情绪产生时，人们会出现相应的面部表情和身体姿态，如激动时手舞足蹈、高兴时开怀大笑、悲伤时痛哭流涕、羞涩时手足无措等，成为人们判断和推测情绪的外部指标。但由于人类心理的复杂性，有时人们的外部行为表现会出现与主观体验不一致的现象。如在一大群人面前演讲时，尽管内心非常紧张，还要表现得镇定自若。

(四)情绪的意义

情绪可分为积极情绪和消极情绪。积极情绪是指愉快、满足、爱、平和等肯定性情绪，其反应适当，与情境相称；消极情绪是指忧郁、焦虑、悲伤、不安、惊慌、不满、暴怒等否定性情绪，其反应不适当(过强、过弱)，与情境不相称。

1. 情绪对身心健康的影响

积极情绪能使机体的免疫系统和体内化学物质处于平衡状态，从而增强机体对疾病的抵抗力。消极情绪能使身体出现一系列的生理变化，当情绪反应终了时，生理变化也会恢复平静。若消极情绪作用时间短暂，便无不良影响；若消极情绪作用时间较长，那么生理方面的变化也将延长。久而久之，就会通过神经和化学机制引起各种躯体疾病。

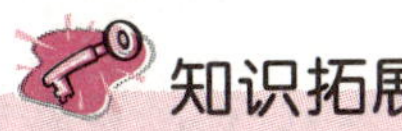

知识拓展

情绪对身心健康的影响

据说英国著名化学家法拉第在年轻时工作紧张，导致神经功能失调、身体虚弱，久治无效。后来，一位名医为法拉第做了详细检查，没有开药方，只留下一句话："一个小丑进城，胜过一打医生。"法拉第仔细琢磨，觉得很有道理。从此以后，他经常抽空去看滑稽戏、马戏和喜剧等，并在紧张的研究工作之余，到野外和海边度假，调剂生活，以保持心情愉快，结果活到了76岁，为科学事业做出了巨大贡献。有人调查发现，几乎所有的长寿老人平时都非常愉快，并且长期生活在一个家庭关系亲密、感情融洽、精神上没有压力的环境中。

2. 情绪对工作的影响

情绪可以通过大脑影响人的心理活动和生理活动，对人体的功能状态有明显的影响。积极情绪能使人的大脑处于最佳活动状态，使人精力充沛，提高活动效率，从而充分发挥机体的潜能。过于强烈的情绪反应使人认识活动范围缩小，不能正确评价自己行动的意义及后果，自制力降低，导致行为失常，使工作和学习效率降低。

3. 情绪对人际交往的影响

积极情绪能使别人更喜欢接近自己，从而有助于建立良好的人际关系。善于控制情绪能使我们减少人际冲突，化解人际矛盾，保持良好的人际关系。

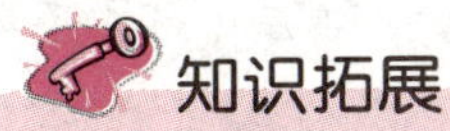

知识拓展

情商

情商(emotional quotient，EQ)又称情绪智力，主要是指人在情绪、情感、意志、耐受挫折等方面的品质。心理学家普遍认为，情商水平的高低对一个人能否取得成功有重要影响，有时其作用甚至超过智力水平。情商主要包括以下五个方面的能力：①了解自我情绪的能力；②管理自我情绪的能力；③自我激励的能力；④识别他人情绪的能力；⑤处理人际关系的能力。

三、意志过程

案例导学

无臂女孩雷庆瑶

四川省夹江县女孩雷庆瑶，3岁时被电击失去双臂。她凭着惊人的毅力和对美好生活的渴望，学会了用双脚穿衣、做饭、吃饭、写字、缝补、骑自行车、游泳、绘画等。她不仅成为一名优秀的残疾人运动员，完成了大学学业，还因出演电影《隐形的翅膀》获得2007年华表奖优秀儿童女演员奖。雷庆瑶被人们誉为“东方维纳斯”“断臂天使”。

请思考：

1. 雷庆瑶为什么能取得成功？
2. 对于人的发展，我们应该重视哪些心理品质？

（一）意志的概念

意志（will）是指自觉地确定目的，并支配行动去克服困难以实现预定目的的心理活动过程。意志具有以下特征。

1. 有明确的目的性

自觉地确定目的是意志行为的首要特征。人的行为离开了自觉的目的，意志便失去了存在的前提。意志行动的目的越明确、越远大，意志水平就越高，行为的导向性和实效性也就越大。

2. 与克服困难相联系

克服困难是意志的核心内容。目的的确立与实现通常会遇到各种困难，而克服困难的过程就是意志行动的过程，一个人能够克服的困难越大，就说明这个人的意志越坚强。

3. 以随意运动为基础

人的行动可分为不随意运动和随意运动。不随意运动是指人不受意识支配的不由自主的运动，如物体接近眼睛时眨眼睛等。随意运动是指由人的主观意识控制的、具有一定要求和目的指向的运动。如以南丁格尔为榜样做一名优秀的护士，就要刻苦学习、努力工作，克服种种困难，全面掌握护理技术，对护理对象和蔼可亲，才能达成这一行动目标。

知识拓展

逆商

逆商（adversity quotient，AQ）全称为逆境商数，是由美国职业培训师保罗·斯托茨提出的概念，是指人们面对逆境时的反应方式，即面对挫折、摆脱困境和超越困难的能力。心理学家认为，一个人要想事业成功必须具备高智商、高情商和高逆商这三个因素。在智商、情商和别人相差不大的情况下，逆商对一个人的事业成功起着决定性的作用。

（二）意志的品质

1. 自觉性

自觉性是指有明确的行动目的，能充分认识行动的意义，使自己的行动自觉地服从正确目的和社会要求的品质。具有自觉性品质的人，目的明确，并能够自觉地采取行动，坚决地执行决定，直至最后达成目标。与自觉性相反的是受暗示性和独断性。受暗示性是指缺乏信心和主见，易受外界影响，轻易改变行为的目的；独断性是指既未掌握客观规律，又不听他人劝告、一意孤行。

2. 果断性

果断性是指善于明辨是非、适时地采取决定和执行决定的品质。与果断性相反的是优柔寡断和武断。优柔寡断是指人在采取和执行决定时总是犹豫不决，患得患失；武断是指缺乏足够依据就做出决定，做出的决定往往不符合实际，导致错误和失败。

3. 自制性

自制性是指善于控制和调节自我情绪与行为的品质。在意志行动中，困难不仅来源于客观条件，也来源于自身的心理过程，如厌倦、懒惰、急躁等不良情绪会影响目标的实现，为了实现目标，必须控制和调节这些消极情绪，即意志的自制力。与自制性相反的是任性和怯懦。任性是指对自己的情绪和言行不加约束，随心所欲，放任自己；怯懦是指在行动上畏缩不前，遇到问题惊慌失措，不能自控。

4. 坚韧性

坚韧性是指在执行决定时能顽强地克服各种困难，坚决地实现预定目的的品质。具有坚韧性品质的人，在意志行动过程中能长久地保持旺盛的精力和坚定的信心，在困难面前不退缩，在压力面前不屈服，在诱惑面前不动摇，不达目的决不罢休。与坚韧性相反的是顽固性和动摇性。顽固性是指不能正视现实，明知行不通，仍然我行我素，固执到底；动摇性是指虎头蛇尾，见异思迁，遇到困难便望而却步。这两者都属于消极的意志品质。

第二节　人　格

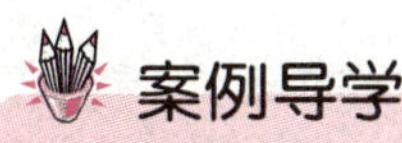

案例导学

面试

甲、乙、丙三个人同时到某公司应聘。面试过程中，三个人回答问题都很出色，主考官对他们的表现十分满意。在面试结束时，主考官向他们分别提出了同样的问题：“对不起，由于电脑出了故障，参加面试的名单里没有你，非常抱歉。”胜利在望的甲听到主考官的话后，马上质问主考官：“怎么会出现这样的问题？我每次考试都是第一名，居然不能进入面试？你们公司根本没有诚意。”在第二间会议室，乙听完同样的问题后，沮丧地说：“我的运气真不好，希望下次还有机会。”在第三间会议室，丙听完问题后，面带微笑，十分镇定地说：“我对贵公司发生这个错误十分遗憾，但是我今天既然来了，就说明我和公司有缘分，我想请您再给我一次机会，对公司来说，也许能够意外地招到一名优秀的员工。”

请思考：

1. 为什么这三位应聘者在面对同样的问题时行为反应却不一样？是什么导致他们之间的不同？

2. 如果你是主考官，你会录用哪位应聘者？理由是什么？

一、人格概述

（一）人格的概念

人格（personality）是指一个人整体的精神面貌，是具有一定倾向的、独特的、稳定的心理特征的总和。

人格是在遗传的基础上，在社会生活实践中得以塑造和发展的，同时也主要在社会生活的人际关系中得以表现出来。在心理学中，经常用“个性”一词来表示人格的概念。

（二）人格的特征

人格是一个具有丰富内涵的概念，其中反映了人的多种本质特征。

1. 独特性与共同性

一个人的人格是在遗传、环境、教育等因素的交互作用下形成的。不同的遗传和现实环境形成了各自独特的心理特点。人格作为一个人的整体特质，既包括每个人与其他人不同的心理特点，又包括人与人之间在心理、外貌上相同的方面，如每个民族、阶层和集团的人都有其共同的心理特点。因此，人格是独特性与共同性的统一。

2. 稳定性与可塑性

人格具有稳定性，个体在行为中偶然表现出来的心理倾向和心理特征不能称为他的人格。俗话说：“江山易改，禀性难移”，这里的“禀性”就是指人格。当然，强调人格的稳定性并不意味着它在人的一生中是一成不变的，随着生理的成熟和环境的变化，人格也有可能产生或多或少的变化，这是人格可塑性的一面。正因为人格具有可塑性，人们才能在学习和工作中培养和发展人格。因此，人格是稳定性与可塑性的统一。

3. 完整性与功能性

人格是一个完整的统一体，是由许多心理特征有机地结合在一起，这些心理特征相互联系、相互制约，具有内在统一的一致性，受自我意识的调控。人格的完整性是心理健康的重要指标。当一个人的人格结构在各方面彼此协调一致时，其人格就是健康的，否则可能会出现适应困难，甚至出现人格分裂。人格决定了一个人的生活方式，甚至一定程度上决定了一个人的命运，因而是人生成败的根源之一。当面对挫折与失败时，坚强者会发奋拼搏，懦弱者会一蹶不振，这是人格功能性的表现。

（三）人格的结构

人格主要包括人格心理倾向、人格心理特征和自我意识三部分。

1. 人格心理倾向

人格心理倾向是行为活动的基本动力，它是指个人的需要、动机、兴趣、爱好、理想、信念与世界观等心理活动的倾向性。

2. 人格心理特征

人格心理特征是指个体在心理活动过程中表现出来的比较稳定的特征，包括能力、气质和性格三个方面。

3. 自我意识

自我意识是指个体对自身，以及对自己与客观世界关系的意识，具有自我认知、自我体验和自我调控三个系统。

二、人格心理倾向

（一）需要

1. 需要的概念

需要（need）是指个体对生理和社会的客观需求在人脑中的反映。需要是个体心理活动与行为的基本动力，人的一切活动都是为了满足需要，人的需要是在人的活动中不断产生和发展的。需要是人类活动的起因，是产生动机并使之向目标迈进的动力。

2. 需要的分类

(1)按需要的起源不同进行分类：需要分为生理性需要和社会性需要。生理性需要即本能的机体需要，是指机体为维持生命和延续种族而产生的需要，如机体对空气、水、食品、运动、休息、呼吸、排泄、求偶等的需要。社会性需要是指人类在社会活动中逐步形成和后天习得的需要，为人类所特有，如人对社会交往、文化学习、发明创造、友爱、荣誉的需要。

(2)按需要的对象不同进行分类：需要分为物质需要和精神需要。物质需要是指人对具体的物质产品的需要，并以拥有这些产品而获得满足，如人对日常生活必需品的需要，对住房和交通条件的需要等。精神需要是指人对社会精神生活及其产品的需要，如人对文学、艺术的欣赏，对信仰的追求等，以此获得身心的愉悦和满足。

3. 需要的发展和需要层次理论

人的需要与其他心理现象一样，是不断发展变化的。个体需要的发展经历着一个从生理性需要向社会性需要、从低级需要向高级需要发展的过程。

美国心理学家马斯洛(A. H. Maslow)认为，需要的满足是人类发展的一个最基本的原则。他把人类的主要需要依其发展顺序和层次，由低至高分为生理需要、安全需要、爱与归属的需要、尊重的需要和自我实现的需要五个层次(图 2 –8)。

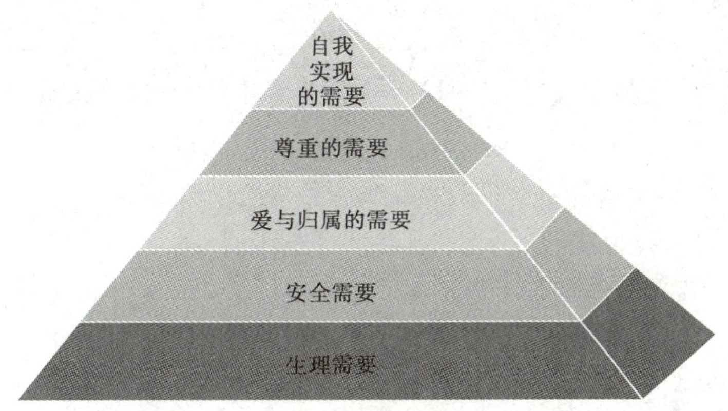

图 2 –8　马斯洛需要层次理论示意图

(1)生理需要：即生存的需要，是人类最基本的需要。生理需要是其他需要的基础，只有这类需要得到了满足，人类才会去追求更高级的需要。

(2)安全需要：是指要求生活得到保护的需要，即对环境无威胁、能预测、有秩序的需要，如生命财产安全、职业安全和心理安全等的需要。这一需要在生理需要得到满足后会变得较为突出。

(3)爱与归属的需要：又称社会交往的需要，即被接纳、有所属及爱的需要。被接纳和有所属是指个体需要一个能容纳自己的群体，如组织、团体、种族、国家等。爱的需要包括爱他人和被他人爱两个方面。广义的爱和被爱包括人际交往、友谊、互助等。社交的需要表明个体渴望亲密的感情关系、不甘被孤立或疏远。

(4)尊重的需要：包括被他人尊重、尊重他人和自我尊重。被他人尊重是指渴望自己在社会上拥有一定的地位，享有一定的声誉和受到他人的赞扬、赏识、敬重；尊重他人表现为对他人成就的羡慕和向往；自我尊重则表现为自信、自强、好胜、求成等。

(5)自我实现的需要：指发挥个人聪明才智、实现理想抱负的需要，是需要的最高层次。简单地讲，这一需要就是个体渴望在社会上发挥自己的最大潜能。

马斯洛认为需要可分为低级需要和高级需要，其中生理、安全和爱与归属的需要都属于低级需要，这些需要通过外部条件就可以满足；而尊重和自我实现的需要属于高级需要，这些需要只有通过内部因素才能满足，而且一个人对尊重和自我实现的需要是无止境的。同一时期，一个人可能有多种需要，但每一时期总有一种需要占支配地位，对行为起决定作用。任何一种需要都不会因为更高层次需要的发展而消失。各层次的需要相互依赖和重叠，高层次的需要发展后，低层次的需要仍然存在，只是对行为影响的程度明显减小。

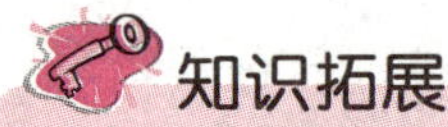

知识拓展

钟南山：人不应单纯生活在现实中，还应生活在理想中

钟南山院士是我国呼吸系统疾病研究领域的领军人物，在非典型肺炎和新型冠状病毒感染疫情防控中勇于担当，他提出的防控策略和防治措施挽救了无数生命。84岁的钟南山在新型冠状病毒感染出现时，依然选择挺身而出，亲赴武汉，奋战在和病毒较量的第一线。他凭借自己丰富的临床经验和仔细研究，提出了新型冠状病毒感染存在“人传人”现象，强调严格防控，指导撰写新型冠状病毒感染的诊疗方案，在疫情防控、重症救治、科研攻关等方面做出了杰出贡献。《人民日报》形容钟南山具有“大无畏的献身精神、实事求是的科学精神、拯救生命于死神的博爱精神”。是什么样的精神支撑着钟南山一直践行医生的天职？钟南山曾说，他永远忘不了他的中学老师说的一句话，“人不应单纯生活在现实中，还应生活在理想中。”人如果没有理想，就会将身边的事看得很大，耿耿于怀；但如果有理想，即使身边有不愉快的事，与自己的抱负相比也会变得很小。这句话，钟南山牢记了一辈子，也践行了一辈子。实事求是和科学精神是钟南山镌刻在灵魂里的信仰，这体现了一个医者的风骨和精神，也体现了人的最高层次的需要。

（二）动机

1. 动机的概念

动机（motivation）是指推动人从事某种活动以达到一定目的的内部动力。动机是个体的内在过程，行为是这种内在过程的外在表现。

动机以需要为基础，同时还必须有外部诱因的刺激作用。需要和诱因是动机产生的两个必不可少的条件。需要是引起动机的内在条件，诱因是引起动机的外在条件。驱使机体产生一定行为的外部因素称为诱因。凡是个体趋向诱因而达到目的时，这种诱因称为正诱因；凡是个体因逃离或躲避诱因而达到目的时，这种诱因称为负诱因。

2. 动机的分类

人类的动机是复杂多样的，从不同的角度可以把动机分为不同的种类。

（1）根据与动机相关联的需要的种类分类：动机分为生理性动机和社会性动机。与需要相对应，起源于生理性需要的动机称为生理性动机，如饥、渴、性、睡眠等引起的动机；起源于社会性需要的动机称为社会性动机，如劳动动机、成就动机、赞许动机、亲和动机等。

（2）根据动机在活动中的作用分类：动机分为主导动机和辅助动机。在驱动个体进行某项活动的多个动机中，推动和指导该活动的主要动机称为主导动机，而其他若干个对该活动仅具有辅助作用的动机则称为辅助动机或从属动机。主导动机和辅助动机是相对的，在某些情况下可以相互转换。个体从事某种活动的动机不是单一的，而是由主导动机和辅助动机等组成动机系统。

（3）根据动机产生的原因分类：动机分为外在动机和内在动机。由外部事物的吸引力诱发出来的动机称为外在动机；由个体自我激发的动机称为内在动机。外在动机和内在动机在日常生活、学习、工作中都具有重要的现实意义，只有将二者有机结合起来，才能促使我们主动、积极、勤奋、热情地学习和工作。

3. 动机的功能

人从事任何一项活动，有无动机或动机的强弱对活动效果起着重要的作用。因为人的活动必然有目的性，而目的背后必然有动机。一般来说，动机在人的活动中具有以下功能。

(1)激发功能：人的一切活动都是由一定的动机引起或发动的，动机对行为起着始动作用，是引起行为的原动力。

(2)指向功能：动机不仅能激发活动，还能将个体的行为指向一定的对象或目标，对行为起着导向作用。

(3)维持功能：行为从发动至达到目的需要一个或长或短的过程，能使个体的行为坚持一段时间并使行为得以持续进行的仍然是动机，动机是保持行为持续进行的动力。

(4)激励强化功能：当活动趋近目标时，动机就会得到激励和强化，从而使该活动进一步得到增强。

4. 动机冲突

人们在实际生活中有许多的需要，因此，常同时存在着多种动机。当个体同时存在多种动机，但又不能同时满足时，就会使个体难以取舍，产生矛盾的心理状态，这种心理状态称为动机冲突。动机冲突有以下三种基本类型。

(1)双趋冲突：当个体的两种动机分别指向不同的目标，但只能在其中选择一个目标时产生的冲突，如“鱼与熊掌不可兼得”就是双趋冲突的真实写照。

(2)双避冲突：当个体的两种动机要求个体分别回避两个不同的目标，但只能回避其中一个目标而不得不接受另一个目标时产生的冲突，如“前有悬崖，后有追兵”就是双避冲突处境的表现。

(3)趋避冲突：当个体对同一目标同时产生接近和回避两种动机，但又必须做出选择时产生的冲突，即一方面好而趋之，另一方面恶而避之，如“想吃鱼又怕腥”就是趋避冲突的表现。

(三)兴趣

1. 兴趣的概念

兴趣(interest)是指个体对一定事物所持有的稳定而积极的态度倾向，它表现为人们对某件事物、某项活动喜爱或不喜爱的选择性态度。当一个人对某件事物有兴趣时，会对它产生特别的注意力，对该事物感知敏锐、记忆牢固、思维活跃、情感浓厚、刻意追求。因此，兴趣是推动活动的力量，是人们从事活动的重要动力，是活动成功的重要条件。

2. 兴趣的分类

人的兴趣是多种多样的，根据不同的标准，可以把兴趣分为不同的种类。

(1)根据兴趣的内容分类：兴趣分为物质兴趣和精神兴趣。物质兴趣是由物质需要引起的兴趣，表现为对衣、食、住、行等物质用品的兴趣。精神兴趣是由精神需要引起的兴趣，表现为认识、交往、娱乐等兴趣。

(2)根据兴趣的指向性分类：兴趣分为直接兴趣和间接兴趣。直接兴趣是指对活动过程的兴趣；间接兴趣是指对活动结果的兴趣。直接兴趣和间接兴趣是相互联系、相互促进的。如果没有直接兴趣，活动过程就很乏味、枯燥；如果没有间接兴趣的支持，就没有目标，活动过程也就很难持久下去。因此，只有把直接兴趣和间接兴趣有机地结合起来，才能充分发挥一个人的积极性和创造性，才能持之以恒，目标明确，取得成功。

3. 兴趣的品质

(1)兴趣的倾向性：是指个体对什么感兴趣。个体由于性别、年龄和成长环境不同，兴趣的指向也不同。

(2)兴趣的广阔性：是指兴趣的范围。一般来说，兴趣越广泛的人，知识面也就越宽，在事业上就会更有作为。但也要防止兴趣太广，什么都喜欢，又什么都不深入、不专注，结果一事无成。

(3)兴趣的持久性：是指兴趣持续时间的长短。培养持久的兴趣是事业取得成就的必要条件。

(4)兴趣的效果性：是指兴趣的力量。若兴趣能够成为推动学习和工作的动力，其效果就是积极的。若兴趣仅仅是一种向往，而不能产生实际效果，它就是消极的。

三、人格心理特征

(一)能力

1. 能力的概念

能力(ability)是指直接影响活动效率，并使活动顺利完成的人格心理特征。能力总是和人完成一定的活动联系在一起的。离开了具体活动，既不能表现出人的能力，也不能发展人的能力。

2. 能力的分类

(1)一般能力和特殊能力：一般能力又称智力，是指成功完成各种活动所必需的能力。它是人们完成任何活动所不可缺少的，是发展其他方面能力的基础，如观察力、记忆力、判断理解力、抽象概括能力、想象力、注意力等都属于一般能力。特殊能力又称专门能力，是指成功完成某种专门活动所必需的能力，如数学能力、音乐能力、绘画能力、体育能力、写作能力等都属于特殊能力。人们要想顺利地完成一种活动，既需要一般能力，也需要与该活动有关的特殊能力。

(2)模仿能力和创造能力：模仿能力是指通过观察别人的行为、活动来学习各种知识，然后以相同的方式做出反应的能力。创造能力则是指产生新思想、新发现和创造新事物的能力。

(3)认知能力、操作能力和社交能力：认知能力是指个体接收信息、加工信息和运用信息的能力。它是人们成功地完成活动最重要的心理条件。知觉、记忆、注意、思维和想象的能力等都属于认知能力。操作能力是指操纵、制作和运动的能力，劳动能力、艺术表现能力、体育运动能力、实验操作能力等都属于操作能力。操作能力是在操作技能的基础上发展起来的，是掌握操作技能的重要条件。社交能力是指人们在社会交往活动中所表现出来的能力，组织管理能力、言语感染能力等都属于社交能力。社交能力中包含有认知能力和操作能力。

3. 影响能力形成和发展的相关因素

(1)遗传与营养：遗传素质是指个体天生具有的某些解剖和生理特性，主要是神经系统，特别是脑的特性，以及感觉和运动器官的特性。遗传素质是能力形成和发展的自然基础与前提。营养不良，特别是儿童时期的营养不良，会影响神经系统(尤其是中枢神经系统)的发育，从而影响个体心理功能的发展以及能力的形成和发展。

(2)早期经验：在个体成长的过程中，儿童时期十分重要。儿童时期智力发展的速度是不均衡的，通常早期阶段智力发展较快，而且对以后的发展有很大影响，甚至有可能在一定程度上制约个体一生的智力发展水平。

(3)兴趣、爱好：能力的发展与兴趣、爱好有密切关系。对某种活动具有强烈而稳定的兴趣和爱好，往往标志着与该活动有关的能力的发展水平。能力与兴趣、爱好是相互制约的，兴趣和爱好吸引个体去从事某项活动，活动又促进能力的发展，而能力发展了又能更顺利地从事某项活动，也就进一步发展了这方面的兴趣和爱好。

(4)知识、技能：知识、技能与能力也有密切关系。能力的发展是在掌握和运用知识、技能的过程中完成的，如果离开了学习和训练，能力就不可能得到发展。同时，能力在一定程度上决定着个体在对知识、技能的掌握上可能取得的成就。

(5)社会历史因素：社会历史因素对能力的影响体现在以下两个方面。一是，人类社会的不断进步和生产力的不断发展，使得人类从事实践的领域不断扩大，新的能力随之产生，旧的能力也获得了新的内容。二是，社会制度、文化观念、生活环境等因素也可限制个体某些能力的发展。

(6)个人主观努力程度：环境和教育的决定作用只能机械、被动地影响能力的发展，如果没有主观努力和个人的勤奋，要想获得事业的成功和能力的发展是根本不可能的。世界上许多杰出的思想家、科学家、艺术家，无论他们所从事的事业多么不同，他们都具有共同点，即醉心于自己的事业，长期坚持不懈、刻苦努力，顽强地与困难做斗争。

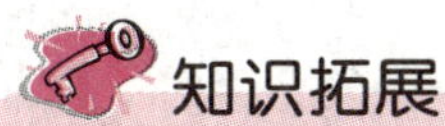

流体智力和晶体智力

美国心理学家雷蒙德·卡特尔采用因素分析方法，把智力分为流体智力和晶体智力两大类。流体智力是个体学习和解决问题的能力，如感知能力、记忆能力、注意能力等，它依赖于先天的禀赋，随神经系统的成熟而提高，受教育、文化影响较小。流体智力的发展与年龄有密切关系，一般人在20岁以后，流体智力的发展达到顶峰，30岁以后随着年龄的增长呈缓慢下降的趋势。晶体智力是通过掌握社会文化经验而获得的智力，与后天的环境和教育有关，如词汇概念、言语理解、常识等记忆储存信息的能力。晶体智力在人的一生中一直在发展，但25岁以后发展速度渐趋平缓。

(二)气质

1. 气质的概念

气质(temperament)是表现在心理活动的强度、速度、灵活性与指向性等方面的稳定的心理特征。它与日常生活中人们所说的"脾气""性情"等含义相近。气质是人格中最稳定的成分，是个体与生俱来的、高级神经活动类型的外在表现，因此，在人出生的最初阶段就可以观察到某些气质特点，如有的婴儿活泼好动、不怕生，对外界刺激反应灵敏；有的婴儿安静、胆小，对外界刺激反应迟缓。但气质也不是一成不变的，它在教育和生活条件的影响下会缓慢发生变化。因此，气质既有稳定性，又有可塑性，是稳定性和可塑性的统一。

2. 气质的类型

(1)气质的体液学说：早在公元前5世纪，古希腊著名医生希波克拉底就提出了四种体液的气质学说。他认为人体内有血液、黏液、黄胆汁和黑胆汁四种体液，根据四种体液在人体所占比例的不同，把气质分为多血质、黏液质、胆汁质和抑郁质四种类型。多血质的人体内血液占优势，黏液质的人体内黏液占优势，胆汁质的人体内黄胆汁占优势，抑郁质的人体内黑胆汁占优势。虽然这种解释缺乏科学根据，但这四种气质类型的名称曾被许多学者所采纳，并一直沿用至今。

(2)气质的高级神经活动类型学说：俄国生理学家巴甫洛夫通过动物实验研究发现，高级神经活动的兴奋和抑制过程有独特的、稳定的组合，构成高级神经活动类型。高级神经活动的兴奋和抑制过程具有强度、平衡性、灵活性三个基本特性，这三种特性的不同组合，构成四种高级神经活动类型，即活泼型、安静型、兴奋型和抑制型，这四种高级神经活动类型与希波克拉底提出的四种气质类型一一对应(表2-1)。

表2-1　高级神经活动类型与气质类型的关系

高级神经活动类型	气质类型	表现特征
活泼型(强而平衡灵活型)	多血质	活泼好动、敏感、反应迅速、喜欢与人交往、注意力易转移、兴趣易转移
安静型(强而平衡不灵活型)	黏液质	安静、稳重、反应缓慢、沉默寡言、情绪不易外露，注意力稳定但又难以转移，善于忍耐
兴奋型(强而不平衡型)	胆汁质	直率、热情、精力旺盛、情绪易于冲动、心境变化剧烈
抑制型(弱型)	抑郁质	孤僻、行动迟缓、体验深刻、善于觉察别人不易觉察到的细小事物

巴甫洛夫认为神经系统的基本类型是气质的生理基础，气质是神经系统基本类型的外在表现。生活中纯粹属于这四种气质类型的人很少，多数人属于两种或多种气质类型的混合型。现代心理学认为，高级神经活动类型是气质的生理机制。因此，巴甫洛夫的高级神经活动类型学说是有关气质生理机制学说中最具影响、最重要的一种理论。

3. 气质的意义

(1)气质不影响活动的性质，但可以影响活动的效率：气质虽然在人的实践活动中不起决定作用，但对人的实践活动有一定的影响。如要求做出迅速灵活反应的工作对多血质和胆汁质的人较为合适，而黏液质和抑郁质的人则较难适应。反之，要求持久、细致的工作对黏液质和抑郁质的人较为合适，而多血质和胆汁质的人则较难适应。

(2)人的气质类型无好坏之分：在评定人的气质时不能认为一种气质类型是好的，另一种气质类型是坏的。每一种气质都有积极和消极两个方面，在这种情况下可能具有积极的意义，而在另一种情况下可能具有消极的意义。如胆汁质的人可成为积极、热情的人，也可发展为任性、粗暴、易发脾气的人；多血质的人情感丰富，工作能力强，易适应新的环境，但注意力不够集中，兴趣易转移，无恒心等。

(3)气质不能决定一个人活动的社会价值和成就的高低：有研究证实，俄国四位著名作家就是四种气质的代表，普希金具有明显的胆汁质特征，赫尔岑具有多血质特征，克雷洛夫具有黏液质特征，果戈理具有抑郁质特征。这四位作家的气质类型虽各不相同，但并不影响他们在文学上取得同样杰出的成就。

(4)气质对人的心身健康有一定影响：如情绪不稳定、易伤感、易冲动、过分性急等特征都不利于心身健康，有些还可能成为心身疾病的易感因素。

知识拓展

气质与看戏

某戏院表演开场不久，来了四位先生。第一位先生急匆匆地走到门口就要入内，守门人拦住他说："已经开演了，根据剧场规定，为了不影响其他观众，开场后不得入内。"这位先生一听，顿时火冒三丈，与守门人争吵了起来。第二位先生看见守门人只顾着吵架，立刻侧身溜了进去。第三位先生见状，不慌不忙地转回门外的报摊上买了张晚报，坐在台阶上读起报来。他心里想："看戏是休闲，看报也是休闲，看不了戏，看看报也不错。"第四位先生见看戏无望，深深地叹了一口气，掉过头去，自言自语："唉，我这人真倒霉，连场戏都看不成。"他越想越难受，干脆坐在门口生起闷气来。

请问：这四位先生分别是哪种气质类型的人？

(三)性格

1. 性格的概念

性格(character)是指个体对客观现实稳定的态度及与之相适应的习惯化的行为方式。性格是人格的核心，最能反映一个人的生活经历，体现一个人的本质属性，是人与人相互区别的主要心理特征。了解一个人的性格特征对其行为预测具有重要意义。

2. 性格的结构及其特征

性格由许多不同的性格特征组合而成。根据性格的本质，性格具有以下几个方面的特征。

(1)性格的态度特征：是指个体对现实生活各个方面的态度中所表现出来的一般特征，包括个体对社会、集体、他人和自己的态度特征。

(2)性格的理智特征：是指个体在认知活动中所表现出来的心理特征，包括感知、记忆、想象和思维等方面的性格特征。

(3)性格的情绪特征：是指个体对情绪的控制和调节中所表现出来的心理特征，主要包括情绪的强度、稳定性、持久性和积极性等方面。

(4)性格的意志特征：是指个体对自己行为自觉控制和调节方面的心理特征，主要表现在意志及相应的行动中。自觉性、坚定性、果断性和自制力等是主要的意志特征。

3. 性格类型

性格类型是指在一类人身上所共同拥有的性格特征的独特结合。这种结合使一类人的性格显著区别于另一类人的性格。由于性格的复杂性，心理学界关于性格类型的划分目前还没有权威性的标准。心理学家们曾经以各自的标准和原则，对性格类型进行了分类，下面是几种有代表性的观点。

(1)以心理功能分类：性格可分为理智型、情绪型和意志型。①理智型，此类型的人以理智衡量，善于思考，头脑冷静，做事不冲动。②情绪型，此类型的人言行受情绪控制和支配，情绪体验深刻。③意志型，此类型的人有着非常明确的行动目标和较强的自制力，行为主动坚定。

(2)以心理活动的倾向性分类：性格可分为外倾型和内倾型。外倾型性格的人通常感情外露、热情、活泼、开朗、善于交际；内倾型性格的人往往感情内隐、沉静、反应缓慢、与人交往较少、适应环境的能力较差。

(3)以个体独立性程度分类：性格可分为独立型和顺从型。独立型性格的人常倾向于更多利用自身内在的参照标志主动地对信息进行加工，此类性格的人独立性强，善于思考，紧急状态下沉着冷静，不易受次要因素影响，受暗示性较弱，能独立解决问题，比较有创造性，但对他人不感兴趣，不善社交，有时喜欢把意志强加于人，带有支配倾向。顺从型性格的人常处于被动、服从的地位，缺乏主见，受暗示性强，独立解决问题的能力较差，但对他人感兴趣，社会敏感性强，善于交际。

(4)以对心身疾病的易罹患性分类：性格可分为 A 型、B 型和 C 型。A 型性格的人易罹患冠心病、原发性高血压等心身疾病，表现为有时间紧迫感、行为急促、有强烈的竞争意识、过分自负、喜大声说话、易激怒等；B 型性格的人则不易罹患心身疾病，表现为悠闲自得、行为迟缓、顺从安宁、抱负少、说话声低；C 型性格的人易罹患癌症，表现为过度压抑、过分忍耐、缺乏自信，以及焦虑、抑郁、绝望等负性情绪体验过多。

4. 影响性格形成和发展的因素

性格是个体在生物、心理、社会及环境等诸多因素的交互作用下形成和发展起来的。可以从以下四个方面来分析影响性格形成和发展的因素。

(1)生物因素：是性格形成和发展的自然基础，包括遗传、营养、体格和性别等因素。

(2)环境因素：是影响性格形成和发展的决定因素，包括家庭、学校和社会文化环境等。

(3)个体实践：个体所从事的实践活动，如爱好、职业等。

(4)自我教育：个体在实践活动中并非被动地接受环境因素的影响，而是在已经形成的人格倾向的影响下主动地选择环境因素，并且积极地对自身的性格加以塑造和完善，进行自我教育。

四、自我意识

(一)自我意识的概念

自我意识(self consciousness)是指人对自己的认识和评价，包括对自己心理倾向、人格心理特征及心理过程的认识和评价。自我意识是人格结构中的核心成分，正是由于人具有自我意识，才能使人对自己的思想及行为进行自我控制和调节，使自己形成完整的人格。

自我意识在个体发展中具有十分重要的作用。首先，自我意识是个体认识外界客观事物的条件。一个人如果不知道自己，也无法把自己与周围相区别时，他就不可能认识外界客观事物。其次，自我意识是人的自觉性、自控力的前提，对自我教育有推动作用。人只有意识到自己是谁，应该做什么的时候，才会自觉自律地去行动。一个人只有意识到自己的长处和不足，才能发扬优点、克服缺点，取得自我教育积极的效果。再次，自我意识是改造自身主观因素的途径，它使人不断地自我监督、自我修养、自我完善。可见，自我意识影响着人的道德判断和人格的形成，尤其对人格倾向性的形成更为重要。

（二）自我意识的结构

从知、情、意三个方面分析，自我意识由自我认知、自我体验和自我调控三个子系统构成。

1. 自我认识

自我认识是自我意识的认知成分。自我认识是主观自我对客观自我的认识与评价，包括自我感觉、自我观察、自我印象、自我分析、自我评价等。正确的自我评价对个体的心理及其行为表现有较大影响。如果个体对自身的评价与社会上其他人对自己的客观评价距离过于悬殊，就会使个体与周围人之间的关系失去平衡，产生矛盾，时间长了就会形成稳定的心理特征——自满或自卑，将不利于个体心理的健康发展。

2. 自我体验

自我体验是自我意识在情感方面的表现。自我体验是个体对自身的认识而引发的内心情感体验，是主观自我对客观自我所持有的一种态度，如自信、自卑、自尊、自满、内疚、羞耻等。自我体验往往与自我认知有关，是在自我认知的基础上产生的。自我体验的内容十分丰富，包括义务感、责任感、优越感、荣誉感、羞耻感等，良好的自我体验有助于自我调控的发展。

3. 自我调控

自我调控是自我意识的意志成分。自我调控主要表现为个人对自己的行为、活动和态度的调控，包括自我检查、自我监督、自我控制等。自我检查是个体在头脑中将自己的活动结果与活动目的加以比较、对照的过程；自我监督是一个人以其良心或内在的行为准则对自己的言行进行监督的过程；自我控制是个体对自身心理与行为的主动掌握。自我调控是自我意识中直接作用于个体行为的环节，它是一个人自我教育、自我发展的重要机制。自我调控的实现是自我意识能动性的表现。

（三）自我意识的发展

个体自我意识的发展经历了从生理自我到社会自我，再到心理自我的过程。

1. 生理自我

生理自我又称物质自我，是个体对自己的生理状态，以及自身与外部世界关系的反映。生理自我以个体的躯体为中心，是个体对自己躯体的认识，包括占有感、支配感、爱护感，是个体自我意识最原始的形态。人们有时把生理自我发展阶段称为自我中心期，这种初级的形态是以自我感觉的形式表现出来的。生理自我在 3 岁左右基本成熟。

2. 社会自我

在 3 岁以后，自我意识的发展进入社会自我阶段。在此阶段，个体通过幼儿园的学前教育和学校教育，受社会文化的影响，社会意识增强，自我评价的独立性、原则性、批判性迅速发展，对道德行为的判断能力，也逐渐达到前所未有的水平，但评价不涉及个人内心世界和人格特征，自我的调节控制能力也较差。社会自我从 3 岁开始至少年期基本成熟。

3. 心理自我

心理自我又称精神自我，是个体对自己的心理特征的意识。从 14、15 岁到成年，约 10 年时间，个体的性意识觉醒，抽象思维能力和想象力大大提高。在生理和心理急剧发展变化的同时，个体的自我意识逐渐成熟，开始进入心理自我时期。这时，青年开始自觉地按照一定的行动目标及社会准则来评价自己的心理品质和能力，他们开始在意别人的评价，希望引起别人的注意；开始对自己不满意，希望改变自己的外貌、性格等。

一个人心理健康的发展与其心理自我发展是否完善密切相关。心理自我发展完善的个体能够以客观的社会标准来认识社会和评价事物，树立正确的伦理道德观念，形成对待现实的正确态度、理想与信念等。

（刘文沃）

本章小结

本章阐述了心理学基础知识，介绍了知、情、意和人格等心理现象，使学生系统掌握心理学的基本概念、基本理论和基本规律，并将心理学的知识应用于临床护理工作，有针对性地做好心理护理工作，适应整体护理模式的转变，提高临床护理工作效率。

目标检测

A1 型题

1. 灰尘落在皮肤上人们却感觉不出来的原因是(　　)
   A. 刺激物太小　B. 感觉能力太差　C. 没有达到感觉阈限
   D. 灵敏度太低　E. 睡着了
2. 无论是在黄光还是蓝光的照射下，人们总是把红旗知觉为红色，这种特性称为知觉的(　　)
   A. 正常性　B. 理解性　C. 选择性
   D. 整体性　E. 恒常性
3. 最先对遗忘的规律进行研究，并将其规律绘制成曲线的心理学家是(　　)
   A. 冯特　B. 詹姆斯　C. 弗洛伊德
   D. 艾宾浩斯　E. 华生
4. 影响人类行为最重要的因素是(　　)
   A. 思维　B. 感觉　C. 情绪
   D. 记忆　E. 知觉
5. 感觉记忆信息保持的时间一般为(　　)
   A. 0.1～4 秒　B. 0.25～2 秒　C. 3～5 秒
   D. 2～3 秒　E. 1 分钟以上
6. 以动作、技巧为内容的记忆是(　　)
   A. 形象记忆　B. 情绪记忆　C. 运动记忆
   D. 逻辑记忆　E. 表象记忆
7. 马斯洛将人的需要由低到高划分为五个层次，最高层次是(　　)
   A. 尊重的需要　B. 生理需要　C. 自我实现的需要
   D. 安全需要　E. 爱与归属的需要
8. 直接影响活动效果，使活动顺利完成的个性特征是(　　)
   A. 气质　B. 性格　C. 兴趣
   D. 能力　E. 需要
9. 人对客观现实稳定的态度和与之相适应的习惯化的行为方式是指(　　)
   A. 态度　B. 行为　C. 性格
   D. 气质　E. 能力
10. 人格的核心是(　　)

A. 能力　　B. 气质　　C. 性格

D. 需要　　E. 动机

11. 影响人格形成的因素有(　　)

A. 生物因素　　B. 环境因素　　C. 个人因素

D. 选项 A 和 B　　E. 选项 A、B 和 C

12. 提出高级神经活动类型学说的心理学家是(　　)

A. 希波克拉底　　B. 巴甫洛夫　　C. 柏曼

D. 古川竹二　　E. 弗洛伊德

13. 个体积极探究某些事物的认识倾向是指(　　)

A. 气质　　B. 性格　　C. 兴趣

D. 能力　　E. 需要

14. 下列属于一般能力的是(　　)

A. 记忆力　　B. 曲调感　　C. 节奏感

D. 色彩辨别能力　　E. 运动能力

15. 下列属于特殊能力的是(　　)

A. 记忆力　　B. 思维力　　C. 注意力

D. 色彩辨别能力　　E. 观察力

16. 张三属多血质气质类型，李四属抑郁质气质类型，陈五属黏液质气质类型，谁的气质好(　　)

A. 张三　　B. 李四　　C. 陈五

D. 三人一样　　E. 无好坏之分

17. 下列属于心理过程的是(　　)

A. 气质　　B. 性格　　C. 兴趣

D. 能力　　E. 感觉

18. 认识过程不包括(　　)

A. 感觉　　B. 情绪　　C. 知觉

D. 记忆　　E. 思维

19. 看见一朵红花属于(　　)

A. 感觉　　B. 情绪　　C. 知觉

D. 记忆　　E. 思维

20. “食之无味，弃之可惜”属于动机冲突中的(　　)

A. 双趋冲突　　B. 双避冲突　　C. 趋避冲突

D. 双重趋避冲突　　E. 多重趋避冲突

A2 型题

21. 在同一次考试中，小王考了 86 分，欢天喜地，请同学吃糖；小张考了 93 分，躲到宿舍哭了一下午。他们的不同表现是由于(　　)

A. 智力水平的差异　　B. 抱负水平的不同　　C. 个人的承受力不同

D. 身体不好　　E. 天气不好

22. 齐白石 40 岁才表现出绘画才能，达尔文 50 岁才有研究成果，是由于他们(　　)

A. 特殊能力差　　B. 一般能力强　　C. 智力早熟

D. 大器晚成　　E. 智商中等

23.《红楼梦》中的林黛玉敏感多疑，观察事物细致，情感体验深刻持久且不外露。其神经活动类

型和气质类型分别是(　　)

A. 兴奋型、多血质　　B. 安静型、抑郁质　　C. 活泼型、多血质
D. 抑制型、抑郁质　　E. 安静型、多血质

24. 汽车正在行驶中，一名儿童突然冲向马路。司机急刹车，汽车在发出刺耳的刹车声后停住，儿童从车前半米处跑过。这时司机顿感心跳加快，冒冷汗，手足无力，这种情绪状态是(　　)

A. 心境　　B. 激情　　C. 情感
D. 应激　　E. 情操

25. 咬紧嘴唇可使身体另一部位正在发生的疼痛减轻些，反映了感觉的感受性变化规律中的(　　)

A. 适应　　B. 感觉对比　　C. 感觉的相互作用
D. 联觉　　E. 以上均不正确

26. 小李已有 8 年没有游泳，但最近在危急情况下，他成功地从深水塘中救出了一名落水儿童，从记忆的内容分类看，小李在水中的行为属于(　　)

A. 形象记忆　　B. 情绪记忆　　C. 动作记忆
D. 感觉记忆　　E. 长时记忆

27. 早上起来，推开窗子发现地面全都湿了，你推断昨天夜里一定下雨了。这是思维的(　　)

A. 概括性　　B. 间接性　　C. 合理性
D. 整体性　　E. 复杂性

28. 读了柳宗元的《江雪》，头脑中浮现出一幅“寒江独钓图”，这是一种(　　)

A. 创造想象　　B. 有意想象　　C. 创造思维
D. 再造想象　　E. 幻想

A3 型题

(29、30 题共用题干)

某护士，女，55 岁。自幼学习成绩优秀，体育成绩突出。工作中处处争强好胜，在技能比赛中常名列前茅，在运动会比赛中也多次夺冠。只要在工作中稍比别人差，就一定会加班加点地工作或学习，力争在下一次评比中超过别人。一次在运动会比赛中她名列第二，便宣称自己比赛时未尽全力，对方获胜没什么了不起，下次比赛一定要超过对方，使对方感到非常尴尬。她在生活中也处处要强，找对象时外表、学历不能比周围人差，家庭布置、生活水平也要超过别人，家里收拾得干干净净，经常打扫卫生到半夜。她在工作和生活中总是风风火火，每天忙忙碌碌，难得清闲。当得知自己患了冠状动脉粥样硬化性心脏病后，认为自己是得了“文明病”“富贵病”，也比别的“病高一筹”。由于她个性急躁、冲动、心直口快，容易得罪人，人际关系较紧张。

29. 这位护士的性格类型是(　　)

A. A 型性格　　B. B 型性格　　C. C 型性格
D. D 型性格　　E. E 型性格

30. 这位护士的气质类型最可能是(　　)

A. 多血质　　B. 抑郁质　　C. 黏液质
D. 胆汁质　　E. 抑制型

目标检测答案

第三章　心理健康与心理卫生

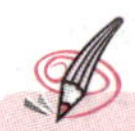

学习目标

1. 掌握心理健康与心理卫生的概念。
2. 熟悉心理健康的评估标准；熟悉各年龄段人群的心理特征与心理卫生。
3. 了解心理健康的维护。

健康是人类生存和发展的基础，1948 年，世界卫生组织（WHO）提出了健康的新概念，即健康是一种在身体上、心理上和社会上的完满状态。随着现代社会的不断发展，人们的生活环境和社会关系发生了巨大的变化，心理健康的重要性日益受到人们的重视和关注。2022 年，习近平总书记在中国共产党第二十次全国代表大会报告中提出，要重视心理健康和精神卫生。

第一节　心理健康与心理卫生概述

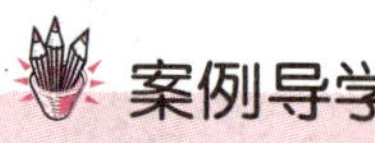

失眠的女生

赵某，女，20 岁，大学一年级学生。性格内向、敏感，在宿舍一向沉默寡言，很少参与集体活动。第一学期期末考试她有一门功课不及格，自觉对不起家长，担心影响毕业成绩和找工作，因此经常哭泣，夜晚失眠、常做噩梦，白天上课无法集中注意力，头晕，头痛，浑身乏力，情绪低落。因持续失眠、头痛来医院求治。

请思考：作为责任护士，你认为赵某的心理健康吗？理由是什么？

一、心理健康与心理卫生的概念

心理健康（mental health）指的是一种高效而满意的、持续的心理状态，通常表现为心理活动的过程内容完整、协调一致，即感知、情感、意志、行为、人格完整协调，能适应社会。心理卫生又称精神卫生，是关于保护与增强个体心理健康的心理学原则和方法。

心理卫生的思想最早可以追溯到两千多年前的古希腊时代，希波克拉底的“体液学说”对精神卫生提出了重要见解，而当代的心理卫生运动则起始于 20 世纪初。1908 年，美国的比尔斯（C. Beers）根据自身的经历和体验撰写了一本自传体著作《发现自我的心灵》。同年 5 月，比尔斯等人成立了世界上第一个心理卫生协会——康涅狄格州心理卫生协会，标志着世界心理卫生运动的开端。

目前，我国心理卫生工作可以概括为“三级预防”：初级预防是向整个人群和社区提供心理健康知识，预防和控制精神疾病的发生；二级预防是尽早发现、尽早治疗各种精神疾病，对各种心理问题和精神障碍提供心理及医学干预；三级预防是设法减轻慢性精神病患者的残疾程度，提高其社会适应能力。因此，心理卫生也具有三级功能：初级功能——防治心理疾病；中级功能——完善心理调节；高级功能——发展健康的个体与社会。

二、心理健康的评估标准

国内外专家学者对心理健康的标准提出了许多不同的观点，但到目前为止还没有一个公认的标准，其中心理学家马斯洛等提出了十条标准并得到了较多认可，包括：①充分的安全感；②充分了解自己，并对自己的能力做适当的评估；③生活目标能切合实际；④能与现实环境保持接触；⑤能保持人格的完整与和谐；⑥具有从经验中学习的能力；⑦能保持良好的人际关系；⑧适当的情绪表达及控制；⑨在不违背集体要求的前提下，能做有限度的个性发挥；⑩在不违背社会规范的前提下，个人的基本需要能适当满足。

我国一些学者从适应能力、应激耐受力、自制力、意志水平、人际交往能力、心理康复能力和道德遵守能力等方面阐述了心理健康的标准，主要有以下几个重要方面。

1. 智力正常

正常的智力是人从事一切活动最基本的心理前提。一般认为，智商低于 70 分者为智力落后，智商在 80 分以上者为心理健康。

2. 情绪良好

情绪良好是心理健康的核心；包括能经常保持愉快、乐观、满足的心境，虽然也会有悲、忧、愁、怒等消极的情绪体验，但能适当发泄、主动调节和控制情绪。

3. 人际和谐

和谐的人际关系是获得心理健康的重要途径；包括乐于与他人交往，拥有可信赖的朋友，能以尊重、宽容、友善的态度与人相处，社会支持系统强而有力等。

4. 适应环境

能否适应环境的变化是判断个体心理是否健康的重要基础；包括有积极的处世态度，与社会广泛接触，对社会现状有较清晰正确的认识，其心理行为能顺应社会变化的趋势，勇于改造现实环境，以达到自我实现与社会奉献的协调统一。

5. 人格完整

心理健康的最终目标是培养健全的人格和保持人格的完整；包括人格各要素不存在明显的缺陷和偏差；具有清醒的自我意识，能客观地评价自己，生活目标和理想切合实际；有正确的人生观和价值观等。

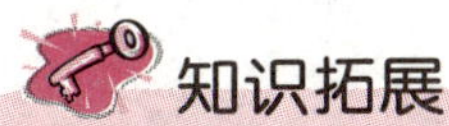

知识拓展

罗杰斯的“功能健全者”

罗杰斯是当代人本主义心理学的代表人物，他认为心理健康者可以称为“功能健全者”。“功能健全者”有以下五个特征：①对经验的开放性；②协调的自我；③机体估价过程；④无条件的自我关注；⑤与他人和睦相处。

三、心理健康的维护

在日常生活和工作中，要培养自己健康的心理素质，需要注意以下几个方面。

（一）良好的自我意识

培养良好自我意识的核心就是自知和自爱。自知就是要正确认识自己，合理评价自己；自爱就是要喜欢、接纳自己，爱惜、保护自己，努力做到自尊、自信、自制、自强、自爱。

（二）良好的人际关系

从心理卫生的角度来看，良好的人际关系可以满足人们多方面的心理需要，使人获得安全感和友谊，增强自尊心和力量感，减少孤独、痛苦等。良好的人际关系可以使人们的生活充满乐趣。

（三）良好的社会适应

良好的社会适应状态意味着个体与环境处于平衡协调的状态，情绪积极稳定，工作、学习和生活都游刃有余。

（四）积极参加劳动实践

劳动实践既能使人与现实保持联系，还能陶冶情操，培养勇敢、勤奋、互助的个性品质，有利于心理健康。

第二节　各年龄段人群的心理特征与心理卫生

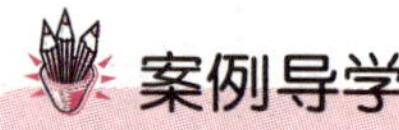

更年期征合征患者

林某，女，46岁，单位倒闭后一直赋闲在家，最近经过培训去了一家超市工作。林某很重视这份工作，但工作中经常出错让她觉得自己很没用。最近她常感到心慌、胸闷、失眠、乏力，有时莫名地感到焦虑不安、恐惧并且噩梦连连。虽然她服用了各种保健品，但效果并不好。林某经常觉得活得很累，对什么都缺乏兴趣，提不起精神来。她到医院就诊后，医生诊断为更年期征合征。

请思考：作为责任护士，你如何从心理卫生的角度对林某给予指导？

一、胎儿期

从受精卵形成至胎儿出生为止的阶段为胎儿期。为保证胎儿的正常发育和出生，应注意以下几个方面。

（一）重视优生

优生是个体心理健康的基础。重视优生，就需要选择好配偶，注意围生期卫生，防止分娩时胎儿缺氧，加强围生期教育。

（二）孕期合理膳食与保健

孕妇要保证足够、合理的营养，以保证孕妇和胎儿身心的正常发育。同时，孕妇要增强体质，减少疾病的发生，避免受到烟、酒、药物、辐射和病毒等的有害刺激，防止胎儿出现先天性畸形。

（三）保持积极稳定的情绪

孕妇情绪的好坏对胎儿的影响极大。研究表明，孕妇经常忧愁苦闷、急躁烦恼、悲伤恐惧，不仅会使胎儿大脑供血不足，影响胎儿大脑发育，还可能会使胎儿发生宫内窒息、缺氧，损害胎儿的神经系统，并且容易导致难产。因此，孕妇应尽量避免情绪激动、精神紧张、恐惧忧虑，尽量保持心情愉快、情绪稳定。

（四）注意胎教

胎教就是有目的、有针对性地给予胎儿适当刺激，促进胎儿各种感觉功能的发育成熟，为出生后的早期教育奠定基础。目前常用的胎教方法有音乐胎教、语言胎教和抚摸胎教。胎教训练应在专业人员的指导下进行，避免因盲目、过度训练而导致意外发生。

二、儿童期

（一）婴儿期心理特征与心理卫生

1. 婴儿期心理特征

婴儿期是指个体从出生到1周岁之前。

(1)动作方面：婴儿期儿童动作发展迅速，遵循从整体动作向分化动作、从上部动作向下部动作、从大肌肉动作向小肌肉动作发展的规律，并有一定顺序，3～4个月时能俯卧抬头和俯卧翻身，5～6个月时能独坐，8～9个月时能爬会站，1岁左右能独立行走。

(2)语言与感知觉方面：婴儿期儿童开始有了注意和初步记忆力。从10～11个月起，开始懂得词的意义，1岁左右会试图用语言表达自己的需求，亲子依恋开始建立。

2. 婴儿期心理卫生

(1)提供充足的营养：婴儿出生后，母乳是最适合的营养品。母乳温度适宜，营养充足，含有多种免疫活性物质，可以增强婴儿免疫力。母乳喂养还能加强母子间的亲密关系，有利于健康情绪的发展。因此，婴儿期应尽可能采用母乳喂养。随着婴儿的成长和活动量的增加，4～6个月的婴儿要适时添加辅食。

(2)注意动作、语言的训练：婴儿期动作发展的顺序是口、头、四肢，最后是躯体，因此应按顺序有计划地进行动作训练。1岁后是儿童语言迅速发展的时期，从3～4个月开始就应逗引婴儿发声，从6～7个月开始就应反复重复简单词句来教其说话。

(3)注意情感呵护：经常抚摸、搂抱婴儿，与婴儿身体和皮肤接触，对培养儿童健康的情绪、促进儿童智力发展有重要意义。如果儿童长期得不到母爱，不仅会出现夜惊、好哭、拒食等症状，还会影响其心理发展，甚至可能出现病态人格。

（二）幼儿期心理特征与心理卫生

1. 幼儿期心理特征

幼儿期是指自1岁至满3周岁之前。

(1)动作方面：此期儿童已学会独立行走，手眼协调能力进一步发展。

(2)语言方面：此期儿童口头语言发展迅速，1～1.5岁能获得50个左右的词汇，到3岁时词汇量可达1000个左右；1.5～2.5岁是获得母语基本语法的关键时期，3岁时已能基本掌握母语的语法规则，可以说出完整的句子。

(3)人格方面：儿童的自我意识开始出现，开始产生一些复杂的情感体验。依恋行为逐渐发展为对母亲的特别依恋行为。

2. 幼儿期心理卫生

(1)注意训练感知、运动能力：应通过多种方式，训练儿童的走、跑、跳、转身、翻滚等基本动作，尤其要注重手的功能训练（如搭积木等），以促进感觉器官的发育和肌肉力量的增强。

(2)注意训练口头语言：在对儿童的口头语言训练中，父母要注意自己语言的标准性和规范性，尽量避免使用儿童语言，要多鼓励、常矫正，让其在轻松愉快的情境中发展口头语言能力，培养学习语言的兴趣。

(3)培养良好的行为习惯：幼儿期应培养的习惯主要有自己动手，按时进餐，避免挑食，少吃零食，养成良好的饮食习惯；养成早睡早起、按时自主入睡的习惯；从两岁半开始训练儿童自我控制大小便和勤洗手、勤换衣的卫生习惯等。

(三)学龄前期心理特征与心理卫生

1. 学龄前幼儿期心理特征

学龄前期是指自3岁至6～7岁。

(1)认知方面：学龄前期儿童的感觉发展迅速，能有意识地进行感知和观察，但持久性和系统性差。记忆以直观形象性为主，注意力稳定性差。此期儿童以形象思维思考问题，抽象逻辑思维开始萌芽。

(2)情绪方面：学龄前期儿童情绪发展不稳定，易变，6～7岁时情感的控制调节能力有所发展。

(3)人格方面：学龄前期儿童的自我意识初步发展，有强烈的好奇心和求知欲，自控能力较弱。3岁左右，儿童的独立意识开始觉醒，开始出现自主行为，进入“第一反抗期”。性别认同开始发展，已经能够区分男孩和女孩，有固定的性别角色标准。

(4)语言方面：这个时期的词汇数量不断增加，到末期已能掌握3000～4000个词汇。

2. 学龄前期心理卫生

(1)保护儿童的独立愿望和求知欲：家长应注意保护儿童的独立愿望和求知欲，培养其自我管理能力，尽可能耐心、准确地回答他们提出的各种问题，利用一切机会给幼儿介绍他们能够理解的科学知识，激发儿童的学习欲望。

(2)通过游戏培养儿童良好的习惯和人格：游戏是儿童认识外部世界的主要途径，家长应对儿童的游戏进行合理的选择，适当地对儿童进行指导和引导。

(3)创设良好的家庭教育氛围，培养儿童健全的人格：有研究表明，生长在溺爱式家庭里的孩子大多以自我为中心、任性自私、缺乏独立性；生长在专制式家庭里的孩子大多内向、顺从、退缩，好奇心和主动性较差；生长在民主式家庭里的孩子大多活泼、开朗，有较强的上进心和自信心，社会适应能力良好。因此，家庭教育环境既不能过分溺爱，也不能过分严厉，只有为孩子提供一个和睦、温暖的生长氛围，才能培养儿童健全的人格品质。

(四)学龄期心理特征与心理卫生

1. 学龄期心理特征

自入小学始(6～7岁)至青春期前为学龄期。学龄期儿童的大脑发育已趋向成熟，行为自控能力增强。

(1)认知方面：学龄期儿童感知逐渐具有目的性和有意性，有意注意有较大发展，注意稳定性不断增强，记忆的主要方式变为有意识记和意义记忆。学龄期儿童以形象逻辑思维为主导，10岁是具体形象思维向抽象逻辑思维过渡的转折期。

(2)情感方面：学龄期儿童情绪直接、外露、波动大，好奇心强，已开始学习控制自己的情绪，道德感、理智感、美感等高级情感进一步发展。

(3)人格方面：学龄期儿童模仿能力强，是非辨别能力差，性格可塑性大。

2. 学龄期心理卫生

(1)培养儿童对学习和学校的兴趣：学习是学龄期儿童的主导活动，因此，要注意教育教学的直观性、启发性和趣味性，多使用表扬和鼓励的方法，激发学生的学习兴趣，增加学生的自信心。

(2)处理好学与玩的关系：首先，儿童的学习可以寓教于乐，不需要把学与玩对立起来；其次，学与玩可以相互补充，开心地玩要有助于儿童情绪的平衡和体力的恢复；最后，要把握好学与玩的尺度，并注意选择健康的娱乐方式。

(3)注重“情商”的培养：“情商”即非智力因素，是良好的心理品质。要注意儿童自知、自控、自律、自理、自尊、自信、自爱、自励等品质的培养。

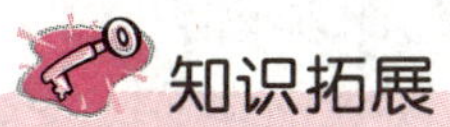

知识拓展

儿童感觉统合失调症

儿童感觉统合失调症是指由于感觉信息输入整合不良而产生的注意力不集中、学习障碍、多动、情绪不稳定、躯体平衡障碍、运动协调障碍、触觉防御反应过强、听视觉及语言障碍、结构空间知觉障碍等症状。主要表现为注意力不集中，多动；学习困难，看书慢、跳行，常漏字、漏行，常写错字或字体大小不等；动作笨拙，系鞋带、扣纽扣慢，易跌倒；胆小害羞、孤独；平衡障碍，旋转运动后缺乏眼震；分不清方向，外出记不清路；智商正常。有两项上述症状的儿童可疑似诊断，根据儿童感觉统合评定量表确诊。

矫治方法：可进行儿童感觉统合训练，如滑板游戏、平衡台游戏、滑滑梯、倒滑游戏、滚圆圈游戏、荡秋千、爬行训练、坐旋转木马、垫上滚动、捏泥巴等。

三、青春期

(一)青春期心理特征

青春期年龄范围一般从10～20岁，青春期是个体逐渐走向成熟的中间阶段，也是心理发展的“第二反抗期”。此期青少年生理方面快速成熟，身体各器官尤其是生殖系统的功能不断成熟，男女均出现第二性征，男孩出现第一次遗精，女孩出现月经初潮。

1. 认知发展

青少年的认知功能全面而均衡地发展，表现为抽象逻辑思维能力、概括能力、记忆能力、解决问题的能力和对新环境的适应能力等都得到了全面提高。

2. 情绪发展

青少年的情绪敏感且不稳定、反应快而强烈，但不够深刻、持久，带有明显的两极性。

3. 人格发展

一方面，青春期生理上的剧变使青少年逐渐产生了成人感，独立意识增强，不喜欢来自师长的过多管束，喜欢表现出成人式的果断和能干；另一方面，青少年的心理发展还处于半成熟状态，社会经验不足，有较强的依赖性，这种身心发展的矛盾容易导致青少年自我意识的矛盾和冲突。

4. 性意识觉醒

随着性生理和性心理的发展，青少年的性意识开始觉醒，对异性产生好奇、关注和爱慕的心理，与异性的交往范围逐渐扩大。

(二)青春期心理卫生

1. 发展良好的自我意识

要及时开展青春期的自我意识教育，使青少年了解自己的心理发展规律，学会客观地认识自己、客观地评价自己和他人，学会从自己的实际情况出发，确立自己当前的奋斗目标，顺利度过同一性危机。

2. 进行青春期性教育

性功能发育给青少年带来很多烦恼，如遗精和手淫问题等，这就需要家庭和社会对青少年做好青春期性教育，包括性生理健康、性心理健康、性道德和法制教育等。通过教育消除青少年对性的好奇、不安和恐惧，使青少年学会注意性器官的卫生，预防性病，引导青少年珍惜青春，正确看待早恋问题。

3. 处理好亲子关系

如果父母对青春期子女的独立性和成人感不了解、不接受，就很容易出现亲子间的隔阂、冲突。一方面，父母应认识到独立的要求是子女成长过程中的正常现象，有利于子女独立人格的形成，父母要尊重、理解、信任子女；另一方面，青少年也应尊重、体谅父母，理解父母的唠叨。

四、青年期

(一)青年期心理特征

青年期一般是指 20 岁至 35 岁之前的人生阶段，又称成年初期。青年人身体各系统的生理功能已完全成熟，身体各方面功能均达到最佳状态，心理能力也逐步发展。

1. 认知发展

青年人的认知语言能力成熟，智力随年龄的增长不断发展，到 25 岁左右达到顶峰。之后，随着年龄的增长流体智力缓慢下降；随着知识经验的积累晶体智力呈上升趋势。

2. 情感发展

青年人的情绪情感丰富、强烈但不稳定，自控能力不断提高。意志的自觉性和主动性、行为的果断性都有所增强。

3. 人格发展

青年人的人格逐渐成熟、稳定，性格初步定型。

(二)青年期心理卫生

1. 提高社会适应能力

青年人的社会适应能力不足，社会成熟相对迟缓。因此，青年人需要树立正确的自我观念，制订适当的职业规划，学习人际交往技巧，促进自身社会适应能力的提高。

2. 提高情绪调节能力

青年人的情绪控制能力尚不成熟，容易因理想与现实的不符而遭受打击，产生情绪困扰。青年人可以通过适当调整自己的期望值、增加愉快生活的体验、适当的情感宣泄、行动转移等方法来促进自己情绪调节能力的提高。

3. 关注性心理健康

青年人对性要有科学正确的认识和态度，也要正确理解和接受性冲动，认识到性既不神秘也不肮脏，反对“性自由”和“性放纵”。

4. 确立健康的友谊观和恋爱观

青年人应选择那些有积极的人生态度、有道德、有责任心的人来做朋友，与人交往要能同甘共苦，重义轻利。对恋爱必须真诚专一，相互尊重、信任。面对失恋要做到失恋不失态，失恋不失志，失恋不失德。

五、中年期

(一)中年期心理特征

中年期一般是指 35 ~ 60 岁的人生阶段，又称成年中期。

1. 认知发展

中年期是个体心身发展的成熟期，随着知识经验的积累，中年人的晶体智力迅速发展，流体智力到中年晚期开始下降。分析能力、思维能力、创造能力都处于最佳时期。

2. 情绪发展

中年人情绪趋于稳定，情感体验细腻深刻，移情能力增强，意志坚定，善于控制自己的情感。

3. 人格发展

中年人性格基本定型，处理问题时有自己鲜明的个性特征。中年人有很强的进取心和责任心，但他们又承担着巨大的社会责任和家庭责任，面临着极大的工作压力和复杂的人际关系，容易出现“中年危机”。

(二)中年期心理卫生

1. 处理好家庭和工作的关系

家庭稳定、幸福是中年人情绪稳定、事业成功的基石，因此，中年人要注意处理好家庭矛盾。工作中要劳逸结合，学会自我放松，适当娱乐，不必事事争强好胜，以科学的方法来安排时间。

2. 妥善处理好人际关系

中年期是各种人际关系最为复杂的时期，中年人对人际关系应有积极、全面的认识，只有提高自己的交往技巧，改善自我个性品质，养成热情开朗、宽容大度的个性，才能在生活中得心应手，应对自如。

3. 坚持健康生活方式，预防疾病

中年人要保证充足的睡眠，平衡膳食结构，不吸烟、酗酒，低盐饮食，坚持锻炼身体，保持身体健康，避免过早衰老。

4. 重视更年期心理保健

更年期标志着从中年向老年过渡，是生活历程中不可避免的一个阶段。女性一般从 45～55 岁开始，至绝经后 2～3 年结束；男性比女性晚 10 年左右。有些人(一般以女性多见)会出现焦虑、紧张、多疑、偏激、易激惹等更年期综合征的情绪表现，个别严重的还可能出现心悸、失眠、喜怒无常等精神症状。导致更年期综合征的主要原因是内分泌功能下降，尤其是性激素分泌减少。

即将进入和已经进入更年期的人，尤其是女性，要从认识上和心理上做好准备，了解更年期生理、心理变化规律，树立对自己健康状况的信心，养成规律的生活习惯，加强体育锻炼，扩大社会交往，避免因轻视、疏忽或猜测而导致的焦虑不安。

六、老年期

一般将 60 岁以上的年龄段称为老年期。世界卫生组织将老年期进一步分为 60～74 岁的年轻老人、75～89 岁的老年人和 90 岁以上的长寿老人。

(一)老年期心理特征

1. 认知发展

由于生理功能衰退、疾病增加，老年人对外界事物的感知觉能力逐渐衰退，学习新事物较慢，注意力转移缓慢、分配困难，记忆能力、思维推理能力和流体智力下降，但是老年人丰富的阅历和人生经验在一定程度上能弥补心理功能的不足。

2. 情绪发展

老年人情绪体验强烈而持久，由于生理衰老和社会角色的变化，老年人容易出现消极情绪，不安全感、失落感、孤独感增加。

3. 人格发展

老年人的适应性差，容易回忆往事，有些老年人可能会出现以自我为中心和固执的倾向，有时明知自己的观点不对，也不愿意接受别人的意见。

（二）老年期心理卫生

1. 延缓衰老，发挥余热

有研究表明，经常用脑、用手是防止和减缓衰老尤其是心理衰老的最好方法。因此，退休后的老年人可以重新规划自己的生活，阅读一些介绍新知识的书刊，参加一些以前未接触过的文化娱乐活动，寻找一些力所能及的工作，把退休后出现的不安全感、失落感、孤独感降至最低程度。

2. 注意生理保健，积极预防疾病

老年人要强化预防意识，采取综合措施以保持健康。首先，要合理膳食，注意营养，老年人的饮食要以低盐、低糖、低胆固醇、高蛋白质、高纤维素、高维生素为原则；其次，要适当运动，增强体质；最后，要定期体检，根据医生的建议，补充营养和服用保健药物，及早发现并治疗疾病。

3. 发挥社会支持系统的作用

老年人要妥善处理好与家庭成员的关系，建立和睦愉快的生活环境，使生活有子女照顾，有病能及时诊治。老年人需要家庭与社会的帮助和关心，全社会都应关注老年人的生活，提倡尊老、敬老、爱老、养老的社会风尚，同时应保障老年人的经济收入，提供各种方便，满足老年人的社会需要，以确保老年人安度晚年。

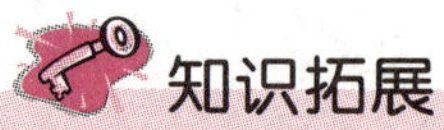

知识拓展

老年人常见的心理问题

1. 离退休综合征：表现为坐卧不安、行为重复、犹豫不决；注意力不集中，做事经常出错；性情急躁，爱发脾气，对任何事情都不满意，总是怀旧；易猜疑和产生偏见；情绪忧郁，失眠、多梦，心悸，阵发性全身燥热等。其形成原因有失落感、怀旧感、恋友感等。

2. 老年焦虑和抑郁：由于对衰老的恐惧，担心自己成为子女的负担，担心子女的未来等，老年人容易出现焦虑情绪；由于丧偶、疾病、经济收入减少等造成心理上的压抑，老年人容易出现抑郁情绪。严重的焦虑、抑郁情绪会引发睡眠障碍、消化功能下降、食欲减退、血压升高、血糖升高等，甚至会产生自杀念头和行为。

3. 空巢心理：由于无子女或子女成年后离开家庭，剩下老年人独守空巢，或由于人际关系疏远而产生被分离、舍弃的感觉，老年人常出现孤独、空虚、寂寞、伤感、精神萎靡、情绪低落等一系列心理失调症状。

（祖 莉 赵 莹）

本章小结

心理卫生是促进个体心理健康的方法和技术，不仅可以预防个体心理疾病的产生，还可以培养人的性格，锻炼人的意志，陶冶人的情操。人在不同的年龄阶段，有自身特定的生理和心理特点，并且会出现与其相关的心理问题。因此，护理人员要根据不同年龄阶段个体的身心特点，预防心理冲突的发生，及时解决心理问题。

目标检测

A1 型题

1. 下列关于心理卫生的叙述，不正确的是(　　)
   A. 不同年龄段的心理卫生有不同的特点
   B. 心理卫生主要关注的是有心理障碍的人群
   C. 心理卫生工作包括向大众普及心理卫生知识
   D. 防治心理疾病也是心理卫生工作的一项任务
   E. 心理卫生的工作任务是维护人们的心理健康
2. 以自己的亲身经历和体验写下《发现自我的心灵》一书，并对现代心理卫生运动做出直接贡献的人是美国的(　　)
   A. 比尔斯　B. 皮内尔　C. 坎布斯
   D. 罗杰斯　E. 比奈尔
3. 1908 年 5 月，在美国康涅狄格州成立了世界上第一个心理卫生协会的人是(　　)
   A. 罗杰斯　B. 比尔斯　C. 坎布斯
   D. 马斯洛　E. 詹姆斯
4. 心理卫生的高级功能是(　　)
   A. 完善心理调节　B. 防治心理疾病　C. 普及心理卫生知识
   D. 发展健康的个体与社会　E. 完善社区支持网络
5. 尽量防止精神疾病的发生、发展，下列做法正确的是(　　)
   A. 定期吃药　B. 避免所有挫折　C. 不与外界接触
   D. 避免和任何精神患者接触　E. 要提高自然和社会的适应能力
6. 评价心理健康的标准不包括(　　)
   A. 情绪稳定　B. 人际和谐　C. 身体强壮
   D. 人格完整　E. 适应环境
7. 开始关注个体心理卫生的最早时期应是(　　)
   A. 婴儿期　B. 胎儿期　C. 乳儿期
   D. 幼儿期　E. 童年期
8. 下列既属于儿童尤其是早期儿童的重要活动方式，又是儿童增长知识、诱发思维和想象力的最好途径的是(　　)
   A. 唱歌　B. 画画　C. 跳舞
   D. 游戏　E. 写字
9. 顺从型子女的性格品质常源于父母对子女(　　)
   A. 过度顺从　B. 过度专制　C. 过度保护
   D. 过度忽视　E. 过度溺爱
10. 下列不是中年人常出现的心理障碍的是(　　)
    A. 焦虑症　B. 抑郁症　C. 孤独症
    D. 强迫症　E. 神经衰弱
11. 下列说法符合中年期心理变化特点的是(　　)
    A. 遇事容易冲动　B. 自我意识模糊　C. 情绪及性格稳定
    D. 不易产生心理压力　E. 人际关系简单

12. 中老年人常遇到的心理问题一般不包括(　　)

A. 记忆力的减退　　B. 学习和劳动能力的发展问题　　C. 家庭与工作的冲突

D. 事业与健康的冲突　　E. 良好生活习惯的保持

13. 下列关于调节自我心态的做法，不正确的是(　　)

A. 要有自知之明　　B. 适度放松自己　　C. 学会寻求帮助与支持

D. 学会控制自己的情绪　　E. 开发自己的潜能，保持与现实的联系

14. 当精神紧张时，下列做法对自己的心理健康无益的是(　　)

A. 找知心朋友谈心，疏导紧张情绪

B. 一口气把事情全解决

C. 放慢步调，放松自己

D. 在一定时间里一步一步去解决问题

E. 寻求外界的帮助与支持

A2 型题

15. 乐乐，男，6 岁。因经常咬指甲、做怪相，有客人来访时更甚，由父母陪同前来心理门诊咨询。在心理健康教育内容中，最具有针对性的是(　　)

A. 开展丰富多彩的游戏活动

B. 创造温馨和谐的家庭环境

C. 注意数概念的培养

D. 处理好学与玩的关系

E. 培养良好的习惯，提供矫正不良行为的方法

16. 小明今年上初三了，从小脾气急躁，遇事易冲动，常因一些小事发脾气，虽然事后也后悔，但总是难以控制自己，为此感到很苦恼。针对小明的心理问题，可以给出的建议是(　　)

A. 锻炼意志　　B. 学会克制　　C. 自我暗示

D. 学会情绪转移　　E. 以上都可以

17. 李某，女，17 岁，高二学生，为准备高考经常复习至深夜。近来，自感头晕、失眠、疲乏、记忆力减退、学习效果差而到医院求治。根据李某的状况，护士应做的针对性心理卫生宣教是(　　)

A. 鼓励积极参加社会实践

B. 增强学习动机

C. 促进自我意识的健康发展

D. 提高抱负水平

E. 给予合理的用脑和科学的学习方法指导

18. 王某，男，67 岁。独居，丧偶后时常自责，觉得自己没有照顾好老伴，心理负担沉重，食欲减退，坐卧不宁，有时精神恍惚，被子女送到医院。对王某的关怀，下列做法不正确的是(　　)

A. 安慰与支持

B. 鼓励沮丧的老人痛哭、诉说和回忆

C. 经常看已故亲人的遗物，寄托哀思

D. 帮助老人调整生活方式

E. 支持老人再婚

A3 型题

（19、20 题共用题干）

樊某，女，21 岁，大学二年级学生。出身农民家庭，一向学习努力，中学时成绩一直很好，进入大学后学习仍很用功，总担心成绩不好，毕业后影响找工作，对考试成绩看得很重，但考试分数不高，每学期均有不及格的科目。

19. 该患者主要的心理问题是(　　)

A. 学习动力不足　　B. 学习动机过强　　C. 考试焦虑

D. 择业焦虑　　E. 学习方法不恰当

20. 针对该患者的心理问题，下列做法正确的是(　　)

A. 调整对考试的期望值　　B. 放松训练　　C. 正确看待就业

D. 增强交往能力　　E. 以上都是

目标检测答案

第四章　心理应激与心身疾病

学习目标

1. 掌握心理应激、应对、心理防御机制和心身疾病的概念；掌握心身疾病的防治与护理原则。

2. 熟悉影响应激反应的因素；熟悉常见的心理防御机制和常见的心身疾病；熟悉心理应激与心身疾病的关系。

3. 了解应激源的类型；了解心身疾病的范围。

从20世纪中期开始，人们认识到许多健康问题与应激的效应相关。心理应激作为一种系统理论，有助于人们认识心理－社会因素在疾病发生、发展过程中的作用规律，对维护心身健康，预防和治疗疾病，有重要的理论和实践指导意义。

第一节　心理应激

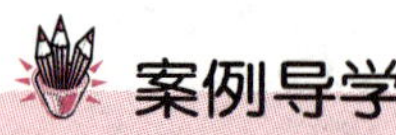

患糖尿病的银行主任

唐某，男，39岁，某银行信贷部主任。近期感到疲倦、口干、夜尿多，在一次体检时被诊断为2型糖尿病。唐某虽遵医嘱马上住院治疗，但情绪一落千丈，与以往的谈笑风生判若两人。他拒见亲朋好友，忧虑甚多，担心职务不保，曾哀叹："完了，得了这个病还有什么意思!"住院第2天开始牙痛，食欲减退，1周内体重下降1.5kg，睡眠不佳。

请思考：

1. 唐某的表现是一种什么反应？原因是什么？

2. 请你结合应激理论来分析唐某的这种心理反应过程。

3. 如何针对唐某的状况进行心理干预？

一、心理应激的概念

应激(stress)的概念最早由加拿大病理生理学家塞里(H. Selye)于1936年提出，他在研究中发现，许多处于不同疾病状态的患者，都出现了相似的症状和体征，如食欲减退、体重下降、无力、萎靡不振等。他在进行大量动物实验时发现，许多处于失血、感染、中毒等有害刺激作用下及其他紧急状态下的患者，都会出现肾上腺增大和颜色变深，胸腺、脾及淋巴结缩小，胃肠道溃疡、出血等现象。塞里总结认为，每一种疾病或有害刺激，都会使个体产生这种相同的、特征性的和涉及全身的生理生化反应过程，他将这种非特异性反应过程称为“一般适应综合征”(general adaptation syndrome，GAS)，即应激反应。

自塞里之后，心理学家们对应激做了大量的研究，以不断完善心理应激理论。美国心理学家理查德·拉扎勒斯（Richard Lazarus)和苏珊·福克曼(Susan Folkman)提出认知评价在应激中的重要性，认为某刺激被个体认知为负担或被评价为超越了个体自身的应对能力，应激反应就会发生；相反，相同刺激对另外一个人来说并无影响或容易解决，应激反应则不会发生。

当前，在医学心理学领域中，心理应激(psychological stress)是指个体在察觉需求与满足需求的能力不平衡时，倾向于通过整体生理和心理反应表现出来的多因素作用的适应过程。它是一个多因素的集合系统，既包括应激源、应对方式、社会支持、人格特征，也包括由此而引起的心身反应及其所产生的适应或不适的结果(图 4 -1)。

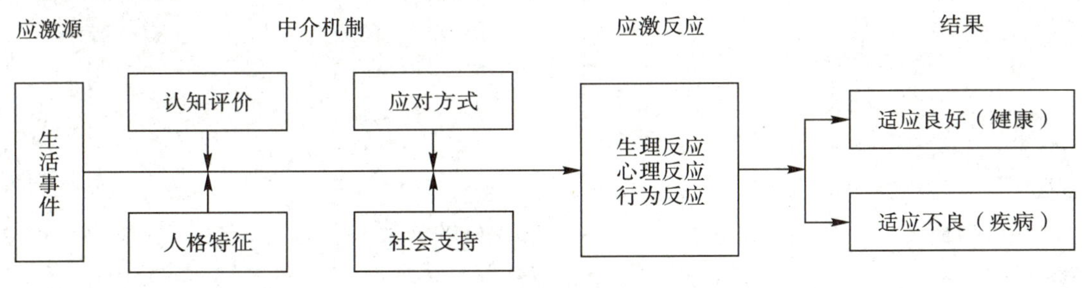

图 4 -1　心理应激作用过程示意图

二、应激源

应激源(stressor)是指能够引起个体产生应激反应的各种刺激。

(一)应激源的分类

应激源的种类很多，按来源可分为以下四类。

1. 躯体性应激源

躯体性应激源是指直接作用于个体躯体的各种刺激物，包括物理、化学和生物方面的刺激物。如噪声、强光、高温、辐射、微生物、疾病、睡眠障碍和机械损伤等。

2. 心理性应激源

心理性应激源是指导致个体产生焦虑、恐惧及抑郁等情绪反应的各种心理冲突和心理挫折。如患病、下岗、失业、失恋和人际关系冲突等。

3. 社会性应激源

社会性应激源是指个体生存的自然与社会环境的重大变化并要求人们对其做出调整和适应的情境及事件。如地震、洪水、火灾、风暴、战争、社会动乱、政治变革、环境污染和城市治安等。

4. 文化性应激源

文化性应激源是指一个人从熟悉的生活方式、语言环境和风俗习惯迁移到陌生的环境中所面临的各种文化冲突及挑战。如异地求学、搬家和移居国外等。

(二)应激源的评价

人们遭遇的应激源大多是生活中可能面临的各种问题，这些问题统称为“生活事件”。生活事件是最早被注意的影响健康的心理应激因素之一。为了定性和定量地衡量生活事件对个体的影响程度，1967 年，美国精神病学家霍尔姆斯和雷赫通过对 5000 多人进行社会调查，对所获得的资料进行整理，编制了社会再适应评定量表(SRRS)。量表中列出了43种生活事件(表4-1),并以生活变化单位(life change units, LCU)为指标进行计量评定,用以检测生活事件对个体心理的刺激强度。霍尔姆斯早期研究发现,若个体LCU一年累计超过300单位,第二年有86%的可能患病;个体LCU一年累计为150~300单位,第二年有50%的可能患病;个体LCU一年累计小于150单位,第二年可能健康。

表4-1 社会再适应评定量表

生活事件	LCU	生活事件	LCU
1. 配偶死亡	100	23. 子女离家	29
2. 离婚	73	24. 姻亲纠纷	29
3. 夫妻分居	65	25. 个人取得显著成就	28
4. 坐牢	63	26. 配偶参加或停止工作	26
5. 家庭成员死亡	63	27. 入学或毕业	26
6. 个人受伤或患病	53	28. 生活条件的变化	25
7. 结婚	50	29. 个人习惯的改变	24
8. 被解雇	47	30. 与上级的矛盾	23
9. 复婚	45	31. 工作时间或条件的变化	20
10. 退休	45	32. 搬迁	20
11. 家庭成员健康变化	44	33. 转学	20
12. 妊娠	40	34. 娱乐改变	19
13. 性功能障碍	39	35. 宗教活动变化	19
14. 家庭增加新成员	39	36. 社会活动变化	18
15. 业务上的再调整	39	37. 少量负债	17
16. 经济状况变化	38	38. 睡眠习惯变化	16
17. 好友死亡	37	39. 生活在一起的家庭成员人数变化	15
18. 工作性质变化	36	40. 饮食习惯变化	15
19. 夫妻不和	35	41. 休假	13
20. 中等负债	31	42. 圣诞节	12
21. 取消赎回抵押品	30	43. 轻微违法	11
22. 工作职责上的变化	29		

值得注意的是,生活事件对个体的影响程度除与事件本身有关外,还应考虑许多其他因素,特别是认知因素的影响。

三、应激反应

应激反应(stress reaction)是指个体在应激源的刺激下,通过应激影响因素的作用,产生相应的生理和心理反应。应激反应通过机体内外变化而整体显现,包括生理、心理和行为的系列反应。

(一)应激的生理反应

应激的生理反应,以及最终影响心身健康的心身中介机制涉及神经系统、内分泌系统和免疫系统。

1. 心理-神经反应

各种心理刺激通过感觉通路传递到丘脑,下丘脑是内脏反射活动的高级调节中枢,主要通过交感神经-肾上腺髓质轴进行调节,释放大量儿茶酚胺,引起肾上腺素和去甲肾上腺素分泌增多,中枢兴奋性增高,从而导致心理、躯体和内脏功能改变。

此时的反应结果是个体心理的警觉性增高，骨骼肌系统兴奋，导致躯体张力增强；交感神经的激活引起一系列内脏生理变化，如心率加快、心肌收缩力增强和心排血量增加，血压升高，瞳孔扩大，汗腺分泌增多，血液重新分配，皮肤内脏血流量减少，心、脑、肌肉血流量增多，分解代谢加速，肝糖原分解，血糖升高，脂肪分解加速，为机体适应和应对应激源提供充足的能量储备。但若应激源刺激过强或时间过久，可造成副交感神经功能紊乱或相对增强，表现为心率变缓、心排血量减少、血压下降，血糖降低，出现眩晕或休克等。因此，心理原因造成的交感、副交感神经功能紊乱，最终将导致内脏器官功能失调而引起疾病。

2. 心理－神经－内分泌反应

当应激源作用持久或强烈时，交感神经－肾上腺髓质轴的调节作用不足以应对强烈刺激，此时，下丘脑与垂体在结构和功能上密切联系，把机体的神经与体液调节整合起来，对全身激素的分泌和代谢过程发挥调控作用，形成下丘脑－腺垂体－肾上腺皮质轴的一系列生理反应。

肾上腺皮质受到刺激，分泌大量糖皮质激素——氢化可的松，从而引起一系列的生理反应：包括影响糖代谢，使血糖升高；影响蛋白质代谢，促进蛋白质分解，将出现肌肉消瘦、骨质疏松、皮肤变薄；影响脂肪代谢，促进脂肪分解。另外，糖皮质激素分泌增加，还能抑制细胞分裂，促进细胞破坏，长期下去，可导致机体免疫功能降低。

3. 心理－神经－免疫反应

一般认为，短暂而不强烈的应激不影响或有增强个体免疫功能的作用，强烈的应激则显著抑制细胞免疫功能。长期强烈的应激会损害下丘脑功能，造成激素分泌过多，使内环境严重紊乱，从而导致中枢免疫器官和外周免疫器官退化或萎缩，抗体反应抑制等，造成免疫功能抑制，降低机体对抗感染、变态反应和自身免疫反应的能力。

这三个反应是一个整体，复杂而精密，其中细节是医学、生物学及心理学界深入研究的领域。

（二）应激的心理反应

应激的心理反应分为认知反应和情绪反应两部分。

1. 认知反应

适度的应激反应可使机体的认知过程表现为注意力集中、观察细致、记忆效果好、思维敏捷等；如果应激水平较高或长时间处于高应激状态，则会表现为注意力涣散、记忆力减退、反应速度减慢、分析判断能力下降等。

2. 情绪反应

（1）焦虑：是应激反应中最常出现的情绪反应，是个体预期将要发生危险或不良后果时所表现的紧张、恐惧和担心等情绪状态。焦虑可表现为烦恼、担心、紧张不安、来回走动、不能静坐、搓手顿足、易惊吓、注意力不集中、大脑一片空白、失眠、易激惹等；自主神经功能紊乱的表现为心慌、气促、头晕、多汗、胃部不适、恶心、腹痛、腹泻等。

在应激条件下，适度的焦虑可提高人的警觉水平，伴随焦虑情绪产生的交感神经系统被激活，使机体为应对有害刺激而唤起体内的整体防御能力，提高人对环境的适应和应对，是一种保护性反应。但如果焦虑过度或不适当，就是有害的心理反应。

（2）抑郁：表现为悲哀、寂寞、孤独、丧失感和厌世感等消极情绪状态，并伴有失眠、食欲减退、性欲降低等症状。抑郁常由亲人亡故、失恋、失学、失业、遭受重大挫折和长期病痛等原因引起。

（3）恐惧：是个体面对危险情境或即将受到伤害而产生的一种情绪反应状态。恐惧状态下，个体会出现血压升高、心悸、呼吸加快、尿急、尿频、厌食等症状；表现为害怕、受惊、不安，没有信心和能力战胜危险，伴发逃避行为。轻度的恐惧具有一定的积极意义，有助于促进个体的应对行为，但过度或持久的恐惧会对个体产生严重不利影响。

(4)愤怒：是与挫折和威胁有关的情绪状态。当目标受到阻碍，自尊心受到打击时，为排除阻碍或恢复自尊，常可激起个体的愤怒情绪。愤怒时交感神经兴奋，肾上腺素分泌增加，因而心率加快，心排血量增加，血液重新分配，支气管扩张，肝糖原分解，并伴有攻击性行为。

(三)应激的行为反应

伴随应激的心理反应，机体在行为上也会发生改变。这是机体为缓解应激对个体自身的影响，摆脱心身紧张状态而采取的应对行为策略，以顺应环境的需要。

1. 逃避与回避

逃避是指已经接触到应激源后采取的远离应激源的行动；回避是指事先已知应激源将要出现，在未接触应激源之前就采取行动远离应激源。两者都是为了远离应激源的行为，目的都是为了摆脱情绪应激，排除自我烦恼。

2. 退化与依赖

退化是当个体受到挫折或遭遇应激时，以幼儿的行为方式来应对环境变化或满足自身需求的行为。其目的是获得别人的同情、支持和照顾，以减轻心理上的压力和痛苦。退化行为必然会伴随依赖心理和行为，主要表现为事事依靠别人关心照顾，多见于急危重症患者的康复期和慢性病患者等。

3. 敌对与攻击

敌对与攻击共同的心理基础是愤怒。敌对是内心有攻击的欲望，但表现出来的是不友好、漫骂、憎恨或羞辱别人。攻击是在某些应激刺激下，个体以攻击方式做出反应，攻击对象可以是人也可以是物，可以针对别人也可以针对自己。

4. 无助与自怜

无助是一种无能为力、无所适从、听天由命的行为状态，通常是在个体经过反复应对不能奏效，对应激情境无法控制时产生。无助不能使个体主动摆脱不利的情境，对个体有可能造成进一步的伤害，故必须加以引导和矫正。自怜即自己可怜自己，对自己怜悯惋惜，常具有独自哀叹和向他人不断倾诉的行为，多见于独居、对外界环境缺乏兴趣者。倾听他们的倾诉并提供适当的社会支持可改善自怜行为。

5. 物质滥用

个体在心理冲突或应激状态下，通过饮酒、吸烟或服用某种药物的方式来帮助自己缓解紧张压力、逃避现实的行为反应方式。物质滥用有害身心健康，但使用者常以此来达到暂时麻痹自己，摆脱自我烦恼和困境的目的。

四、影响应激反应的因素

(一)认知评价

认知评价(cognitive evaluation)是指个体对遇到的应激源的性质、程度和可能对自身的危害情况做出估计的过程。人一生会遇到各种各样的应激源，只有那些被个体认为对自身有影响的刺激才能引起心理应激反应。Folkman 和 Lazarus 将个体对应激源的认知评价过程分为初级评价和次级评价。初级评价是个体在某一事件发生时立即通过认知活动判断其是否与自己有利害关系。回答的问题首先是“与我有无关系?”其次是“我遇到麻烦了吗?”一旦得出应激源与自己有关的判断，个体立即会对事件是否可以改变即对个人的能力做出估计，这就是次级评价，回答的问题是“这种情况我该做什么?”随着次级评价的进行，个体会采取相应的应对措施，如果次级评价是可以改变的就会关注问题，如果次级评价是不可以改变的，则采用情绪关注应对。对应激源的认知评价直接影响个体的应对活动和心身反应，是影响应激反应的关键中介因素之一。

（二）应对方式

应对(coping)又称应对策略，是指个体为消除或减轻应激源对自身造成的压力和影响所采取的各种策略或措施。

1. 应对的分类

(1)按指向目标分类：应对可分为问题指向应对和情绪指向应对。①问题指向应对：是指直接指向应激源的应对方式，包括事先应对和寻求社会支持。②情绪指向应对：是指通过改变个体对“应激事件”的反应，即改变或减轻不良情绪的应对方式，包括宣泄、放松等。

(2)按表现形式分类：应对可分为积极的认识应对、积极的行为应对和回避应对。①积极的认知应对：个体通过改变认知，重新评价，从而形成合理认知；②积极的行为应对：个体采取有效行动或调整行动，希望以行动解决问题；③回避应对：个体企图通过采取回避行为来缓解与应激有关的情绪紧张，如过度进食、酗酒、吸烟、沉溺网络，甚至药物麻痹。

2. 影响应对方式的因素

个体的应对方式与其认知水平、性格特征、经验、经历、性别、年龄及对社会支持的信念等因素有关。

知识和智力水平有助于个体在应对应激时寻找更多的办法及不同的途径。

从应对策略与个性的关系看，可能存在与个性特质有关的、相对稳定的和习惯化的应对风格或特质应对。如日常生活中，有些人习惯于幽默，有些人习惯于回避。也就是说，不同个体面对同样的应激事件会有不同的应对方式，而同一个体在不同情境时面对同样的应激事件也可能有不同的应对方式。

应对方式对应激源给机体带来的影响具有举足轻重的作用。恰当的应对方式可减轻个体的应激反应强度。评估一个人的应对方式与水平，有助于了解其抗应激的能力。

（三）社会支持

社会支持(social support)是指来自社会各方面(如家庭、亲友、单位、工会组织等)给予个体精神和物质上的帮助与支持。社会支持可分为两类。一是客观存在的社会支持，是指个体与社会其他人或组织存在的客观或实际的联系，包括得到精神和物质上的直接援助，以及社会网络、团体关系的存在和参与；二是主观体验的社会支持，是指个体主观体验到的情感和物质上的帮助与支持，即个体体验到在社会中被尊重、被支持、被理解的情感和满意程度。

多数研究结果认为，社会支持与应激事件引起的心身反应呈负相关，即社会支持对健康具有保护作用，可以降低心身疾病的发生率，促进疾病的康复。

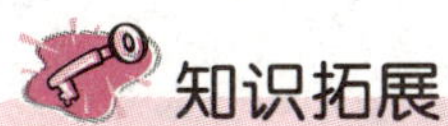

知识拓展

社会支持的作用

动物实验表明，在实验室导致的应激情景下，若有同窝动物或动物母亲的存在，或有实验人员安抚时，可以减少小鼠的胃溃疡、地鼠的高血压、山羊的实验性神经症和兔的动脉粥样硬化性心脏病的形成。有资料显示，与世隔绝的老人和与社会有密切联系的老人相比，前者死亡率高；孕妇分娩时，有丈夫在场则产程明显顺利，孕妇并发症相对较少，恢复较快。可见，社会支持对健康的积极作用是肯定的。

（四）人格特征

人格作为应激作用过程中的诸多因素之一，人格特征与生活事件、认知评价、应对方式、社会支持和应激反应等因素之间存在相关性。

1. 人格影响生活事件的感知和形成

人格特征与生活事件的感受频度及负性生活事件的判断有关。

2. 人格影响认知评价

人格有缺陷的人往往存在非理性认知偏差，使其对各种内外刺激的评价发生偏差，易出现心身症状。

3. 人格影响应对方式

不同人格类型的个体在面对应激时可以表现出不同的应对策略。如 A 型行为模式者与 B 型行为模式者相比，其应对行为更多表现出缺乏灵活性和适应性，也不易接受现实，对问题的发生更注重强调自身内在因素而不是外在环境。

4. 人格与社会支持有关

人格特征间接影响客观社会支持的形成，也直接影响主观社会支持和对社会支持的利用度。个体在支持他人的同时也为获得他人对自己的支持打下了基础。而一位个性孤僻、不善交际、秉承万事不求人信念的个体很难得到和充分利用社会支持。

5. 人格与应激反应的形成和程度有关

同一生活事件在不同人格的个体身上可以表现出完全不同的心身反应，人格－情绪－疾病之间存在相关性。

五、应激与健康

1. 适度应激

适度应激可提高机体的警觉水平，应对挑战，是维持机体正常功能活动的必要条件，也是个体成长和发展的必要条件。

2. 高强度、持续时间过长的应激

高强度、持续时间过长的应激对个体健康有不良影响。在生理方面，持久或强烈的心理应激可使机体内平衡失调、免疫功能紊乱、机体对疾病的易感性增加，容易导致心身疾病的发生。在心理方面，高强度、持续时间过长的应激，会影响儿童和青少年的心理健康发展，导致儿童和青少年认知功能障碍、人格发展缓慢或停止，甚至出现发展性危机，出现适应不良行为（如吸毒、攻击、犯罪等）和精神障碍；对成年人来说，应激打破其原有的心理平衡，使其出现心理功能失调（如神经症、性心理异常、精神活性物质滥用等），还可能导致精神崩溃或精神障碍（如精神分裂症、反应性精神病等）。

六、心理防御机制

（一）心理防御机制的概念

心理防御机制（psychological defense mechanism）是指当个体面临挫折或冲突的紧张情境时，在其内部心理活动中具有的自觉或不自觉地摆脱烦恼，减轻内心不安，以恢复心理平衡和稳定的一种适应性倾向。

（二）常见的心理防御机制

1. 否认

否认是把已发生的不愉快或痛苦的事件加以否认，当作根本没有发生过，以此来减轻心理负担。如“眼不见心不烦”“掩耳盗铃”等都是常见的否认表现。当个体突然面对亲人亡故或某些严重疾病（如癌症）等重大生活事件时，常采用否认的心理防御机制。否认的心理防御机制在精神病患者身上常以妄想的方式表现出来。

2. 投射

投射是把自己具有，但又为自己所不喜欢或不能接受的性格、态度、意念、欲望等转移到外部世界或他人身上，以此来减轻自己的内疚和焦虑，逃避心理上的不安的一种防御机制。如“以小人之心，度君子之腹”就是常见的投射表现。

3. 退行

退行是指个体在遭遇挫折时，放弃成熟的应对方式而使用早期幼稚的方式来应对环境变化。如已养成良好生活习惯的儿童，因母亲生了弟弟、妹妹或家中突遭变故，而表现出尿床、吸吮拇指、好哭、极端依赖等婴幼儿时期的行为；临床上一些患者经历各种危重病或进行大型手术，经治疗康复后仍不愿出院，也是一种退行的防御机制。

4. 幻想

当个体无力克服前进道路上的障碍时，企图以一种非现实的想象情境来逃避挫折情境，以得到自我满足。白日梦是一种幻想，偶尔为之可暂时缓解紧张状态，但沉溺其中，不面对现实，则属病态。儿童常以幻想的方式来处理心理问题。

5. 反向作用

个体为了防止自认为不好的动机外露，便采取与动机方向相反的行为，这种内在动机与外在行为不一致的现象，称为反向作用。反向作用实际上也是对个人的冲动和欲望进行压抑的一种心理表现。如内心很自卑者却总是以自负的表现掩盖自己的弱点；本想与异性交往的人因为怕被拒绝，反表现出对异性不屑一顾和根本没有兴趣的态度；患者本来很在乎自己的病情，却装出一副无所谓的样子。

6. 文饰作用

文饰作用又称合理化作用，是指当个体的行为或动机不为社会所接受，或未能达到自己所追求的目标时，为减轻因动机冲突或失败挫折所产生的紧张与焦虑，或为了维护个人自尊用各种理由及值得原谅的借口来为自己辩解，文过饰非。如“酸葡萄心理”“甜柠檬心理”等都具有文饰作用。

7. 转移

转移是指原先对某些对象的情感、欲望或态度，因限于理智或社会的制约，无法向其直接表现，而把它转移到一个可替代的对象身上，以减轻自己心理上的焦虑。如平常所说的“迁怒于人”“爱屋及乌”“不看僧面看佛面”等都是转移的例子。心理治疗中的移情现象也属于转移。

8. 压抑

压抑是指个体在受挫后把不愉快的情绪或使其感到痛苦的思想、欲望和经验等，不知不觉地压抑到潜意识中，或选择性遗忘，从而免受动机、紧张、焦虑造成的心理压力。但是被压抑的内容并没有消失，若有机会便会逸出，如触景生情。压抑的内容平日虽不被意识，但在特殊情况下能影响人们的日常行为，如梦境、健忘或言行上的一时失误，可能在某种程度上反映压抑的动机和冲动。根据精神分析理论的观点，倘若压抑在潜意识的冲突内容过多，超过自我的控制力，则有可能以心理异常、精神疾病、心身疾病的形式表现出来。压抑机制是所有心理防御机制的基础，也是个体遭受挫折打击时最常用的方法之一。

9. 升华

升华是指个体把社会所不能接受的冲动或欲望，导向能被社会广泛认同和接受的目标及方向上去，以保持内心的宁静和平衡。在挫折情景中，变消极为积极、化悲痛为力量，不仅可以消除焦虑，还可以使个体得到成功的满足。如西汉文史学家司马迁在挫折下撰写了《史记》，歌德在失恋时创作了《少年维特之烦恼》等。升华是个体适应环境最具积极意义的防御机制。

10. 幽默

幽默是指当个体遭遇挫折，处境困难或尴尬时，用自嘲的方式或善意的玩笑来化解困境。一般来说，幽默是人格成熟的表现。成熟的人常懂得在适当的场合使用适当的幽默，把原本困难的情况转变一下，大事化小，小事化了，以成功地摆脱窘境，渡过难关。

防御机制是一种潜意识的应对机制，每一种防卫方式在特定的时间、地点和条件下，既可能产生积极的作用，也可能产生消极的作用。从积极意义上说，防御机制能使个体在受挫时在情绪上产生一种缓冲作用，并能使个体在受挫后在面对现实和整理思想的过程中找到解决问题的方法，有些方式本身就能催人奋起。从消极意义上说，某些防御机制如果使用过度或使用不当，不仅无法减轻个体的紧张和焦虑，还会破坏个体心理活动的平衡，妨碍个体的社会适应，甚至可能造成心理异常和偏差行为。

第二节　心身疾病

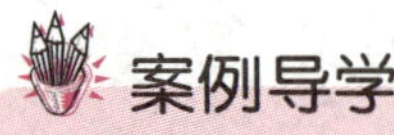

案例导学

患溃疡的赵女士

赵某，女，46岁。性格内向，自我要求严格，克制忍耐。其父亲患肺癌，住院的同时丈夫又因胆囊炎住院，母亲患高血压，儿子正值高考。赵女士工作繁忙，不能脱身。每日除完成大量工作外，还奔波于两所医院照顾父亲和丈夫，回家后还要关心儿子的高考复习、照顾生病的母亲，赵女士整日处于高度紧张、忧虑和焦急的状态。不久，赵女士感上腹部疼痛，经检查，医生诊断为突发性应激性溃疡。

请思考：

1. 导致赵女士患病的心理－社会因素是什么？
2. 作为责任护士，你如何针对赵女士的状况进行心理护理？

现代医学和心理学研究证明，许多疾病的发生、发展过程与心理－社会因素密切相关，这些因素与人们熟知的病毒、细菌、遗传一样也能引起躯体疾病。

一、心身疾病概述

（一）心身疾病的概念

心身疾病（psychosomatic disease）又称心理生理疾病，是指心理－社会因素在疾病的发生、发展过程中起重要作用的躯体器质性疾病和躯体功能性障碍。躯体器质性疾病包括冠状动脉粥样硬化性心脏病、原发性高血压和溃疡病等，而神经性呕吐、偏头痛、经前紧张征等则属于躯体功能性障碍。

人的生理和心理关系密切，当出现心理应激时，会产生生理反应。一般来说，心理应激引起的躯体功能性改变，如应激源消失后随即恢复的，称为心身反应；如应激源过强或过久，使反应持续存在，但没有器质性改变的，称为心身障碍；如伴有器质性改变的，称为心身疾病。

（二）心身疾病的范围

心身疾病几乎包括了人类所有的疾病，其范围不断扩展，涉及机体各个系统。

1. 消化系统

如胃或十二指肠溃疡、神经性厌食、心因性呕吐、溃疡性结肠炎等。

2. 心血管系统

如心律失常、冠状动脉粥样硬化性心脏病、原发性高血压、心肌梗死、心脏神经症等。

3. 呼吸系统

如支气管哮喘、神经性咳嗽、通气过度综合征等。

4. 皮肤

如神经性皮炎、皮肤瘙痒症、慢性荨麻疹、湿疹、银屑病等。

5. 内分泌系统

如甲状腺功能亢进、肥胖症、糖尿病、更年期综合征等。

6. 神经系统

如睡眠障碍、紧张性头痛、偏头痛等。

7. 泌尿生殖系统

如月经不调、经前紧张征、功能失调性子宫出血、性功能障碍、心因性不孕、遗尿等。

8. 肌肉骨骼系统

如腰背痛、书写痉挛、肌痛等。

9. 其他

如某些癌症、咽部异物感、梅尼埃病、原发性青光眼、口腔炎等。

二、常见的心身疾病

（一）原发性高血压

原发性高血压是一种高发病率、高致残率、高病死率的疾病，是冠状动脉粥样硬化性心脏病、心肌梗死、脑出血和脑栓塞等疾病的常见诱因。高血压的确切病因目前尚未完全明确，多种因素可以导致血压持续升高。

1. 心理－社会因素

（1）情绪因素：情绪变化对血压的影响特别明显，长时间的紧张情绪往往是造成血压持续升高的直接原因。

（2）人格因素：原发性高血压患者的人格特征无明显的特异性。一般认为，原发性高血压患者的人格特征倾向于易焦虑、易激动、行为冲动、主观刻板、求全责备、不善于表达情绪、压抑情绪又难以控制情绪。多数学者认为，经常焦虑和容易发生心理冲突的人易患高血压。

（3）不良行为：研究表明，高盐饮食、超重、肥胖、缺乏运动、大量吸烟和酗酒等因素与高血压的发生有关。

（4）社会环境因素：社会结构变化、生活事件、社会环境及生活方式改变等，均与高血压的发生有关。流行病学调查表明，高血压的发病率，发达国家高于发展中国家，城市高于农村，中老年人高于其他年龄组，知识阶层高于非知识阶层。研究表明，长期精神紧张的职业，其从业人员高血压发病率较高。

2. 心理护理

除药物治疗外，心理治疗和心理护理对高血压患者的康复也有着十分重要的作用。

（1）提供心理支持：护士可以通过直接观察或运用量表评估等方法了解患者实际的心理状态，运用心理支持技术，通过有效的沟通，让患者了解高血压的病因及治疗方案，让患者最大限度地疏泄自己，倾诉内心矛盾冲突，发泄敌意、怨恨、焦虑、紧张和不满，找出患者被压抑在潜意识中的矛盾冲突，给予疏导，降低焦虑、抑郁等不良情绪对患者的负面影响。由于高血压病程漫长，护士教会患者进行自我心理护理，指导患者进行自我心理调适，保持良好的情绪状态对控制病情具有非常重要的作用。

（2）心理治疗：在药物治疗的同时，积极配合认知疗法、自律训练、生物反馈疗法、运动疗法等心理治疗，效果显著。近年来发展较快的是以生物反馈和松弛随意控制为基础的治疗方法，可有效地控制高血压。

（二）冠状动脉粥样硬化性心脏病

冠状动脉粥样硬化性心脏病简称冠心病，是由于冠状动脉粥样硬化使血管腔狭窄或堵塞，导致心肌缺血、缺氧而引起的心脏病。冠心病是危害人类健康的常见病、多发病、高发病。冠心病的病死率极高，目前已成为我国成年人的一大死因。

1. 心理 - 社会因素

（1）情绪因素：情绪与冠心病的发生和预后有关，急剧的情绪变化或痛苦反应不仅可加速冠心病发生、发展的进程，影响治疗、康复和生活质量，而且是引发猝死、心肌梗死的重要危险因素。冠心病患者受发病前各种生活事件的影响，极易产生焦虑、抑郁、孤独等负性情绪。

（2）人格因素：研究证实，A 型行为是冠心病的危险致病因素。1978 年，A 型行为与冠心病有关的结论得到了国际心肺和血液病学学会的确认。

（3）生活事件：一般认为，经历的生活事件越多，冠心病的发生、复发及病死率越高。我国学者采用生活事件量表对冠心病患者进行相关对照研究，发现冠心病患者发病前的生活事件频度和生活事件紧张值高于健康人群对照组，且差异显著。

（4）生活方式：吸烟、缺乏运动、过食等因素已被公认为是导致冠心病的危险因素。高脂饮食导致血液中胆固醇水平增高，可直接影响冠心病的发生、发展。

2. 心理护理

（1）提供心理支持：让患者倾诉内心的体验和感受，给予支持和鼓励，减轻患者的心理压力。

（2）矫正 A 型行为：进行冠心病知识和 A 型行为知识教育，实施松弛训练、认知 - 行为疗法。其他如音乐疗法、生物反馈疗法等对矫正 A 型行为也有疗效。

（3）调节生活方式：主要包括戒烟、减轻体重、锻炼身体、控制高血压、限酒、加强饮食管理等。同时，调节生活方式也有助于降低发病率和病死率。

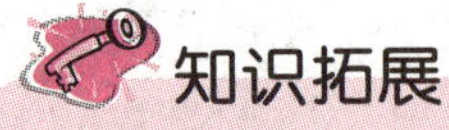

知识拓展

A 型行为的矫正

美国著名的心血管专家 Roseman 等在对 A 型行为个体的矫正治疗中曾采用以下方法。

1. 针对匆忙感：①养成每天记录匆忙事件及其原因的习惯，每周一小结；②当一个耐心的听众，不打断别人讲话；③放弃同时思考多个问题或做多件事情的习惯；④需要等待时，可看书、看杂志，避免焦躁、发脾气；⑤不要超过你前面走得快的人；⑥时间短、任务多时，先易后难，一件一件解决，不要操之过急。

2. 针对争强好胜：①增加对他人的理解，减少敏感和不信任；②对帮助过你的人诚心地说声“谢谢”；③向你认识的人自然微笑，主动热情地打招呼；④当不能肯定自己对错时，说声“可能我错了”；⑤在玩乐时，不必太过认真，学会认输；⑥面对焦虑时，深呼吸，放松自己，坦然平静；⑦面对挫折、打击、不顺利时，学会安慰自己，退一步海阔天空。

（三）支气管哮喘

支气管哮喘是常见的心身疾病，其患病率、病死率逐渐上升，成为严重威胁人类健康的主要慢性疾病。

1. 心理 - 社会因素

（1）情绪因素：心理应激所致的情绪反应如焦虑、困扰等，可改变呼吸系统功能，影响机体的免疫机制，诱发或加重哮喘。

(2)人格因素：相关研究发现，支气管哮喘患者具有依赖性强、被动顺从、敏感、易受暗示、情绪不稳定、希望被人照顾和以自我为中心等特点。这主要是因为过度焦虑、依赖及心理压抑等因素影响自主神经系统，继而影响支气管平滑肌，导致哮喘发作。

(3)社会环境因素：负性生活事件可诱发或加重哮喘，如亲人死亡、母子关系冲突、个人欲望未得到满足、意外事件、生活环境改变等负性生活事件引起的心理应激，可导致强烈的情绪反应和神经内分泌反应，从而影响免疫机制及呼吸道生理功能，导致哮喘发作。

(4)亲子关系：有研究认为，儿童哮喘患者的依赖人格与母亲的强势人格有关。母亲过分细致周到安排孩子的生活、过分关注患儿的哮喘行为，如可使儿童通过操作学习机制形成条件反射，导致哮喘发作更容易延续。

2. 心理护理

在哮喘发作期，护士护理的重点是为患者提供心理支持。此期患者最典型的心理问题是紧张、烦躁、恐惧。护士应用坚定而沉稳的语言鼓励和安慰患者，可轻拥患儿，为患儿示范深慢呼吸动作，以此使患儿放松紧张的身体，给予信心，达到镇静的目的，逐步缓解哮喘发作，为治疗争取时间。在缓解期，护士应耐心询问或与患者共同分析其哮喘发作的具体原因，有针对性地采取相应的情绪疏导措施，缓解患者的负性情绪，同时指导患者进行自我心理护理，在有预感哮喘发作征兆时保持镇静，把注意力转移到其他事情上，尽可能避免哮喘发作。

(四)消化性溃疡

消化性溃疡主要是指发生于胃和十二指肠球部的慢性溃疡，是较早公认的心身疾病。

1. 心理 - 社会因素

心理因素可引起自主神经系统和内分泌系统活动的变化，影响消化系统，进而引起溃疡的发生。

(1)情绪因素：应激状态下发生的焦虑和抑郁反应是引起消化性溃疡的重要因素。抑郁、悲伤、沮丧可使胃黏膜苍白，胃液分泌减少；愤怒、紧张、厌恶、惊慌、憎恨、激动可使胃液分泌增加，胃酸和胃蛋白酶持续增多，引起消化性溃疡。

(2)人格特征：研究发现，溃疡病患者多具有工作认真负责，有较强的进取心和强烈的依赖愿望，易怨恨不满，常压抑、愤怒等特点。由于习惯自我克制，使其遇到应激事件时情绪得不到宣泄，从而引起迷走神经反射更为强烈，胃酸和胃蛋白酶水平明显增高，易诱发消化性溃疡。

(3)社会环境因素：研究表明，精神高度紧张、责任过重的职业，如空中交通管制人员、外科医生、司机等，胃肠道疾病的发病率较高；不同国家和地区发病率有差异，英国、美国和我国发病率较低，日本发病率则较高。我国流行病学调查显示，有60% ~84%初患或复发的消化性溃疡患者，在症状出现前1周受过严重的生活刺激，如人际关系紧张、事业受挫等。可见，社会环境因素是消化性溃疡发病不可忽视的因素。常见的社会环境因素有家庭环境因素、工作学习压力、人际关系、各种自然灾害和社会动乱、战争等。

2. 心理护理

(1)提供心理支持：护士应关心体贴患者，认真倾听并鼓励患者保持乐观心态，客观看待他人及生活事件，使其缓解心理压力，降低负性情绪对疾病的影响。

(2)加强健康指导：护士应使用通俗易懂的语言，向患者介绍消化性溃疡的性质及病因，指导患者科学安排生活和饮食，并使患者认识情绪变化与消化性溃疡的关系，可以指导患者采用松弛训练、自主训练、认知疗法等，保持平和心态，避免精神紧张，减少负性情绪，合理安排工作和生活。

对于有明显心理应激史、情绪反应强烈和有抑郁倾向的患者可以配合使用抗抑郁药。

（五）糖尿病

糖尿病是由多种病因引起的以慢性高血糖为特征的代谢性疾病。心理因素可以通过大脑边缘系统和自主神经系统影响胰岛素的分泌，当人处于紧张、焦虑、恐惧或受惊吓等应激状态时，交感神经兴奋，使肾上腺素的分泌增加，间接抑制胰岛素的分泌和释放，使血糖升高。

1. 心理－社会因素

(1)情绪因素：与糖尿病的发病和加剧有关，抑郁、焦虑可导致病情加剧或恶化。1992 年，Hirsch 研究提示，糖尿病患者抑郁症状最常见。1996 年，北京医科大学(现北京大学医学部)通过对糖尿病患者的对照研究发现，糖尿病患者有明显的焦虑、抑郁情绪，女性比男性更明显。

(2)人格特征：20 世纪 40 年代，有学者调查研究发现，大多数糖尿病患者性格不成熟、被动依赖、做事优柔寡断、缺乏自信，常有不安全感。这些人格特点当时被称为“糖尿病人格”，这种人格特征会降低患者对精神压力的耐受性，使患者易产生紧张不安等负性情绪。

(3)社会环境因素：研究发现，生活环境的突然改变，如亲人死亡、家庭破裂、离婚、失业等生活事件，可使机体处于应激状态，增加儿茶酚胺、肾上腺皮质醇等抗胰岛素分泌作用的激素含量，导致血糖升高，诱发糖尿病。大量临床资料表明，一些糖尿病患者在饮食和治疗药物不变的情况下，会因为突发的生活事件，使病情迅速加剧，甚至出现严重的并发症。

(4)不良生活习惯：无节制饮食、肥胖、缺乏运动、酗酒等易致发病。

2. 心理护理

临床观察发现，大多数糖尿病患者除有临床症状外，还存在着不同程度的感知、思维、情感、性格等方面的障碍，因此，心理干预是治疗糖尿病的重要手段之一。

(1)情绪疏导：研究证明，情绪应激状态可引起血糖大幅度波动，促使体内酮体的出现和含量增加。护士可以真诚地与患者进行沟通交流，倾听他们诉说心中的压力与烦恼，鼓励患者向其家人、朋友倾诉，以获得亲人和朋友的理解与支持；鼓励患者积极参与相关活动，如提供当地的病友俱乐部，使患者在团体组织中学习、适应患病后的生活，建立有益于健康的生活方式。必要时也可以建议患者向专业心理咨询人员倾诉。同时，护士可以在恰当的时机给患者介绍效果明显好转的病例，减轻患者心理负担，增强其治愈的信心。另外，护士也可以及时向患者反馈病情好转的信息，使其看到希望。

(2)健康教育：护士应积极开展健康教育，指导患者科学安排生活、饮食和体力活动，帮助患者及其家属尽可能多地掌握糖尿病基本知识、胰岛素注射技术和血糖测定技术，教会患者心身自护的方法。护士应使患者充分认识到糖尿病完全可以控制，改变其对疾病的悲观认识和评价，增强战胜疾病的信心。

（六）癌症

癌症是威胁人类生命最严重的一类疾病，是人类三大死因之一。在我国城市，癌症已经位列人群死亡谱的前列，超过心脑血管疾病。世界卫生组织已明确癌症是一种生活方式疾病，不良生活方式，如饮食、烟酒、缺乏运动、应激等均可使人易患癌症。

1. 心理－社会因素

(1)生活事件：研究发现，癌症患者发病前生活事件的发生率较高，尤其是以家庭不幸等方面的事件(如丧偶、亲人死亡、离婚等)为显著。我国大庆市的一项调查发现，胃癌患者在被确诊前的 8 年内有 76% 的患者遇到过对其有重要影响的生活事件，在被确诊前的 3 年内有 62% 的患者遇到过对其有重要影响的生活事件。

(2)应对方式和情绪：研究发现，生活事件与癌症发生的关系，取决于个体对生活事件的应对方式和情绪反应。那些具有消极认知和评价，遇到重大生活事件后不能有效应对，习惯克制、压抑，不善于发泄负性情绪体验者，其癌症发生率较高，且预后不佳。这种心理－社会因素造成的长期负性情绪，伴随心理生理反应，使机体免疫功能下降，为癌症的发生、发展提供了条件。

(3)人格特征：英国学者 Greer 等人提出了癌症易感人格，即 C 型行为，主要特征是过分合作、协调、姑息、谦让、自信心不足、过分忍耐、回避冲突、屈从让步、负性情绪控制力强、追求完美、生活单调等。这种人格使个体长期处于失望、愤怨和抑郁之中，由此破坏体内免疫功能，最后导致癌细胞的生长、繁殖。

(4)社会支持：1990 年，Levy 研究乳腺癌患者接受社会支持程度与预后的关系，发现有五项因素显著影响 NK 细胞活动水平，其中得到配偶或知己高质量的情感支持、得到医生的支持和积极寻求支持三个因素属于社会支持。

2. 心理护理

(1)告知癌症诊断的原则：癌症诊断明确后，护士应根据患者的人格特点、病情轻重、病程及对所患疾病的认识等，在充分了解患者心理承受能力的基础上，将其病情、与疾病有关的信息和治疗计划告知患者及其家属，注意保护患者的期望和信心，避免矢口否认、闪烁其词等态度。这样可使家属有所准备，为患者安排治疗，也可为患者留下心理调适的时间，避免告知诊断带来的巨大心理冲击。

(2)心理支持：护士可采用倾听、鼓励、解释、安慰等心理支持技术，帮助患者适时发泄愤怒，疏泄痛苦情绪，也可使患者认识到自身的行为方式与疾病发生、发展的关系。运用放松技术、改变认知等方式调节患者情绪，使其重新评价事件，寻找生命中的闪光点，看到希望。即使疾病不能治愈，也应适应现实，平静地接受现实。

(3)社会支持：护士应关注患者的社会支持系统，争取其亲友的支持，协助医护人员做好患者的开导和劝慰，使患者克服悲观失望情绪，积极配合治疗。我国为癌症患者康复建立了良好的社会支持系统，各大、中城市均有癌症患者自己成立的癌症康复俱乐部、抗癌乐园等组织。良好的社会支持能很好地调节患者的心态，促进患者积极治疗，并在治疗中发挥主观能动作用。

三、心身疾病的防治与护理原则

(一)及早预防原则

心身疾病是心理因素和生物因素综合作用的结果，故心身疾病的预防也应同时兼顾心、身两方面；心理－社会因素大多需要相当长的时间作用才会引起心身疾病，因此，心身疾病的心理学预防应尽早开始。

具体的预防工作包括：①对心理素质具有明显弱点者，如有易暴怒、抑郁、孤僻及多疑倾向者，应及早通过心理指导加强其健全个性的培养；②对有明显行为问题者，如吸烟、酗酒、多食、缺乏运动及 A 型行为等，应利用心理学技术指导其进行矫正；③对工作和生活环境中存在明显应激源者，应及时帮助其进行适当的调整，以减少不必要的心理刺激；④对出现情绪危机的正常人，应及时帮助其疏导；⑤对具有心身疾病遗传倾向如高血压家族史或已有心身疾病的先兆征象(如血压偏高)等情况者，则更应注意加强心理预防。

(二)心身同治原则

对于心身疾病的治疗应采取心、身相结合的原则，但对于具体病例，则应各有侧重。

对于急性发病且躯体症状较严重的患者，应以躯体对症治疗为主，再辅以心理治疗。如对于急性心肌梗死患者，综合的生物性救助措施是解决问题的关键，同时也应对有严重焦虑和恐惧反应的患者进行心理指导。

对于以心理症状为主、躯体症状为辅，或虽然以躯体症状为主但已呈慢性经过的心身疾病，则可在实施常规躯体治疗的同时，做好心理治疗。如更年期综合征和慢性消化性溃疡患者，除给予适当的药物治疗外，还应重点做好心理和行为的调适。

心身疾病的心理干预手段，应视不同层次、不同方法、不同目的而决定。支持疗法、环境控制、松弛训练、生物反馈疗法、认知疗法、行为矫正疗法和家庭疗法等心理治疗方法均可使用。

（梁　洁）

本章小结

应激是心理－社会因素影响人们身心健康的环节。这一环节包括应激源的存在、应激中介因素的影响和应激反应的发生。应激反应所涉及的生理、心理、社会文化方面的改变，如果适应调节不当，容易导致个体健康受到损害。心身疾病是指心理－社会因素在疾病的发生、发展过程中起重要作用的躯体器质性疾病和躯体功能性障碍。常见的心身疾病有原发性高血压、冠心病、支气管哮喘、消化性溃疡、糖尿病和癌症等。研究证明，心身疾病的病因、发病机制、诊断、治疗、预防和护理，都不可忽视心理－社会因素在其中的作用。

目标检测

A1 型题

1. 认为应激是一种生理反应的人是(　　)
   A. 加拿大的病理生理学家塞里
   B. 美国学者霍尔姆斯
   C. 俄罗斯的生理学家巴甫洛夫
   D. 美国学者拉扎勒斯
   E. 美国学者弗莱德曼
2. GAS 是(　　)
   A. 生活事件量化单位　B. 一般适应综合征　C. 应激反应三阶段
   D. A 型人格　E. 心身疾病
3. 个体生活变化单位一年累计小于 150 单位，第二年(　　)
   A. 可能健康　B. 有 50% 的可能生病　C. 有 70% 的可能生病
   D. 有 90% 的可能生病　E. 一定会生病
4. 人生会遇到无数应激源，只有那些对人有意义的刺激物才能引起心理应激反应，这些刺激物是否对人有意义，很大程度上取决于(　　)
   A. 应激源的强度　B. 应激源的性质　C. 应激源的数量
   D. 个体的认知评价　E. 个体的智力水平
5. 人们在遇到压力、痛苦、困境时，自杀的主要原因是(　　)
   A. 逃避应激源　B. 排除应激源　C. 难以应对应激源
   D. 没意识到应激源　E. 想超越应激源
6. 恋爱、婚姻、家庭问题可以成为(　　)
   A. 文化性应激源　B. 心理社会性应激源　C. 适应性应激源
   D. 躯体性应激源　E. 感染性的应激源
7. 应激反应包括(　　)
   A. 心理反应　B. 生理反应　C. 行为反应
   D. 情绪反应　E. 心理反应、生理反应、行为反应
8. 影响应激反应的中介因素不包括 (　　)
   A. 认知评价　B. 个性因素　C. 应对方式
   D. 社会支持　E. 心理－社会因素
9. 应激状态下，个体心率加快，呼吸急促，警觉性增高，汗流浃背，这是(　　)
   A. 副交感神经的作用　B. 肾上腺髓质的作用　C. 肾上腺皮质激素的作用

D. 醛固酮的作用 E. 血压升高的作用

10. 长期强烈的心理－社会因素刺激导致免疫功能降低的表现不包括( )

A. 淋巴组织增生 B. 淋巴组织萎缩 C. 嗜酸性粒细胞减少

D. 胸腺萎缩 E. 白细胞减少

11. 心身疾病是( )

A. 心理－社会因素在病因上起主导作用的躯体疾病

B. 由心理－社会因素引起的精神疾病

C. 由心理－社会因素引起的器官系统的功能性改变

D. 由心理－社会因素引起的神经症

E. 由心理－社会因素引起的生理反应

12. 最具有积极意义且富有建设性的防御机制是( )

A. 压抑 B. 否认 C. 合理化

D. 升华 E. 幻想

13. “酸葡萄心理”所属的防御机制是( )

A. 合理化 B. 否认 C. 转移

D. 升华 E. 投射

14. 与冠心病的发生有关的人格是( )

A. A 型人格 B. B 型人格 C. C 型人格

D. 混合型人格 E. 内向人格

15. 与癌症的发生可能有关的人格是( )

A. A 型人格 B. B 型人格 C. C 型人格

D. 混合型人格 E. 易激惹人格

16. 最常见的应激情绪反应是( )

A. 抑郁 B. 恐惧 C. 愤怒

D. 焦虑 E. 悲伤

17. “久病成医”是( )

A. 积极的认知反应 B. 消极的认知反应 C. 回避行为反应

D. 非理性认知 E. 消极的行为反应

18. 持久的心理应激可导致的疾病不包括( )

A. 高血压 B. 外伤 C. 哮喘

D. 癌症 E. 消化性溃疡

A2 型题

19. 冯某，男，47 岁。因三世同堂、住房狭小引起妻子不满，常遭妻子埋怨。冯某心情压抑，遂借酒消愁。冯某的行为是( )

A. 积极的认知行为 B. 积极的情绪反应 C. 回避行为

D. 解脱困难的行为 E. 应激的生理反应

目标检测答案

第五章　心理障碍

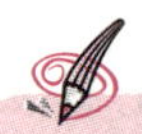

学习目标

1. 掌握心理障碍的概念、评价原则及判断标准。
2. 熟悉神经症性障碍、人格障碍、性心理障碍的概念。
3. 了解心理障碍的分类及各种常见的心理障碍。

随着社会的快速发展，物质文明与科技的不断进步，人们的欲望和追求不断提高，人际关系、社会适应、疾病等多种因素的影响，社会群体中出现的各种心理障碍也越来越多，并且逐渐成为一个社会心理问题。本章重点介绍心理障碍概述及常见的心理障碍。

第一节　心理障碍概述

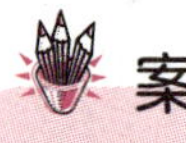

案例导学

王先生的“心病”

王某，男，45岁，长期从事文案工作。2021年某日发现自己左耳后长了一个1cm×1cm大的结节，前来医院就诊，医生经诊断后予以切除，手术十分顺利，病理报告提示为良性肿瘤。可王先生术后未能恢复以往的精神面貌，常怀疑自己患上了癌症，诉说耳后疼痛难忍，喜怒无常，甚至责怪家人耽误他的治疗时机，躺在病床上唉声叹气，常失眠，易被激怒，时常流泪。

请思考：

1. 作为责任护士，请你判断王先生是否有心理障碍？为什么？
2. 如果你认为王先生有心理障碍，判断的标准是什么？

一、心理障碍的概念

心理障碍(psychological disorder)又称精神障碍，是指个体的心理过程和心理特征发生异常改变，表现为行为方式异常，其行为后果对本人、他人和社会都是不适应的。心理障碍的发生常是心理、社会、生物等多种因素相互作用的结果，其表现形式多样，既可以表现为各种心理过程的异常，也可以表现为明显的行为偏离，还可以表现为严重的精神疾病。因此，心理障碍会阻碍人对环境的正常适应和自我的全面发展。

二、心理障碍的评价原则

我国著名的临床心理学家郭念锋教授根据科学心理学的定义，即“心理是客观现实的反映，是脑的功能”，提出了判断心理正常与异常的三条原则。

(一)主观世界与客观世界的统一性原则

心理是客观现实的反映，任何正常的心理活动或行为，其形式和内容必须与客观环境保持一致，否则为异常心理。如一个人说他看到或听到了什么，但当时的客观世界中并不存在引起他这种知觉的刺激物，则可认为这个人的精神活动不正常，产生了幻觉。

(二)心理活动的内在协调性原则

个体的知、情、意是一个完整的统一体，各种心理过程之间具有协调一致的关系，这种协调一致性确保个体反映客观世界过程中的高度准确性和有效性。心理异常者往往表现为心理与行为不一致，如个体用低沉的语调向别人述说令人愉快的事情；或对痛苦的事情做出快乐的反应，则可认为其心理过程失去了协调一致性，称为异常状态。

(三)人格的相对稳定性原则

个体在长期生活过程中形成的自己独特的人格心理特征具有相对的稳定性，在无外界重大刺激和变革的情况下，一般不易改变。如果个体在无明显外部原因的情况下，个性相对稳定性出现问题，就需怀疑个体的心理活动出现了异常。如一个平时生活很节俭的人突然挥金如土，或一个待人接物很热情的人突然变得很冷淡，而在他的生活环境中找不到足以促使他发生改变的原因，则可认为他的精神活动偏离了正常轨道。

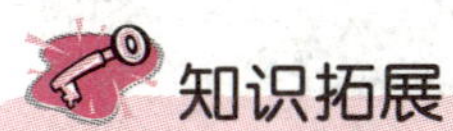

心理异常的分类

心理异常有轻有重，可分为精神病性心理异常和非精神病性心理异常。

精神病性心理异常主要指人的自理活动整个瓦解，知、情、意严重分离，个体与周围环境出现严重失调，如各种重度精神病患者。

非精神病性心理异常是指人们在承受压力、挫折等各种刺激时和刺激后，在心理活动和行为方面所产生的效应，这种效应可使人的心理和行为偏离正常轨道，但又不产生精神病性症状，如各种神经症、轻微的心因性反应等。非精神病性心理异常按严重程度不同，可分为一般心理问题、严重心理问题和神经症性心理问题三种类型。

三、心理障碍的判断标准

由于异常心理活动是一个非常复杂的现象，因此，判断心理活动的正常和异常具有一定的难度。首先，正常心理和异常心理之间没有绝对的界限，它们是一个渐变的连续体，其区别往往是相对的，两者之间在某些情况下可能有本质的差别，但在更多情况下又可能只是程度的不同。其次，异常心理活动的表现受多种因素的影响，如环境、自身的心理状态、人际关系和社会文化等，而这些因素可直接影响判别者对判断标准的看法。不同的理论学派由于研究方法不同，理解也不同，很难有一个被大家公认的标准。因此，不少专家学者从不同的立场观点出发，建立了不同的判断心理活动正常和异常的具体标准。其中，影响较大的主要有以下几种。

(一)经验标准

经验标准是以经验作为判别心理行为正常与否，主要根据两个方面：一是个体的主观体验，其特点是有“自知之明”。有些人能感觉到自己的焦虑、抑郁或无法控制自己的行为，主动寻求他人的支持和帮助，但有些人不能觉察且没有任何反应，这种情况反而是心理异常的表现。二是观察者的经验，观察者根据自己掌握的理论知识和实践经验，去评价他人的心理活动；或以一般人对常态的经验作为出发点或参照点，来判别他人的心理是否正常。这种判别方法往往受观察者本人的经验、知识水平、观察角度和情感倾向等主观因素的影响，故存在一定的局限性。

（二）社会适应标准

社会适应标准是以社会常模为标准来评价个体的心理行为是否正常的评价方法。人们生活在特定的社会环境中，依照社会生活的需要来适应环境和改造环境。一般情况下，人的行为与环境是相互协调、相互一致的。因此，心理正常的人总是能够调整自身的需要、动机、情感和愿望等，以适应社会准则、伦理道德、风俗习惯等社会要求。社会环境中的应激事件是无法回避的，心理正常的人可以通过有效的策略进行应对和适应，如不能适应社会环境，则被认为是病态。但人的社会适应行为和能力受时间、地点、文化、风俗等因素的影响，故社会适应标准要根据具体情况而定。

（三）统计学标准

统计学标准认为，人们的心理测量结果通常呈正态分布，位居中间的大多数人属于心理正常范围，而远离中间的两端者被视为“异常”。因此，确定一个人心理正常与否，要看其偏离正常心理特征的平均水平程度。也就是说，一种心理活动在同等条件下若为大多数人所具有，属于正常；若偏离了大多数人的一般水平（社会常模），则为异常。统计学标准用数量进行衡量，具有较好的客观性、可比性和可操作性。有些心理行为虽呈常态分布，但仅有一端是异常，另一端则是优秀的状态或水平，如智力的测量。另外，有不少心理障碍不能用量化的标准来衡量，故统计学标准也有其不足之处。

（四）医学标准

医学标准是将心理障碍当作躯体疾病来看待。如果一个人身上表现的某种心理现象或行为可以找到病理解剖或病理生理变化的根据，便认为此人有心理障碍或精神疾病。如药物中毒性心理障碍，可根据是否存在某种药物作为判断依据。此时物理、化学检查和心理生理测定等具有重要意义。这一标准多为持医学模式观点的临床医生所采用，他们深信随着医学科学的发展和新技术的应用，未来或许可发现心理障碍患者脑部的病理变化。由于躯体疾病的病因与症状的出现均不是单一的，心理异常现象更是许多因素相互作用的结果。因此，医学标准虽然比较客观，但运用的范围比较狭窄。

以上对心理障碍的判别方法各有利弊和局限性。现在，越来越多的人倾向于将各种标准结合起来，来确定异常心理。

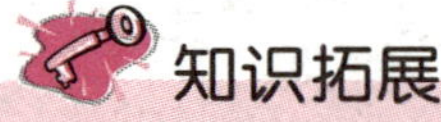

知识拓展

正常心理和异常心理的常识性区分

非专业人员对正常心理和异常心理的区分主要依据日常生活经验。尽管这种做法不太科学，但也不失为一种方法。假如出现以下几种情况，可考虑为心理异常：①出现离奇怪异的言谈、思想和行为时；②呈现过度的情绪体验和表现时；③自身社会功能不完整时；④影响他人的社会生活时。

四、心理障碍的分类

关于心理障碍的分类，一直是一个历史的发展变化过程。目前，仍然有很多不同的分类方法，尚未形成一种公认的标准。本节主要介绍现象学和精神病学两种分类方法。

按现象学分类，是当前心理学界常用的心理障碍分类标准。心理障碍按现象学可分为以下类型。①认知障碍：感觉障碍、知觉障碍、思维障碍、注意障碍、记忆障碍、智能障碍、自知力障碍、定向力障碍；②情感障碍：情感高涨、欣快、情感低落、焦虑、情感爆发、情感淡漠、情感脆弱、情感倒错等；③意志行为障碍：意志障碍、行为障碍：④意识障碍，周围环境的意识障碍、自我意识障碍。

按精神病学分类，主要有以下三种分类系统：①世界卫生组织颁布的《国际疾病分类》中的精神与行为分类第 11 版(ICD－11)，是目前比较全面且影响较广泛的国际分类系统；②美国精神病学会编写的《精神疾病诊断及统计手册》第 5 版(DSM－5)，国际影响也较为广泛；③中华精神科学会制定的《中国精神障碍分类与诊断标准》第 3 版(CCMD－3)，是我国参考前两种分类系统编写的标准。目前这三种分类系统临床应用较为广泛，三种分类系统的常见疾病见表 5－1。

表 5－1　ICD－11、DSM－5 与 CCMD－3 的精神疾病分类

ICD－11	DSM－5	CCMD－3
L1－6A0 神经发育障碍 L1－6A2 精神分裂症或其他原发性精神病性障碍 L1－6A4 紧张症 L1－6A6 心境障碍 L1－6B0 焦虑或恐惧相关障碍 L1－6B2 强迫或相关障碍 L1－6B4 应激相关障碍 L1－6B6 分离障碍 L1－6B8 喂食或进食障碍 L1－6C0 排泄障碍 L1－6C2 躯体不适或躯体体验障碍 L1－6C4 物质使用或成瘾行为所致障碍 L1－6C7 冲动控制障碍 L1－6C9 破坏性行为或社会紊乱型障碍 L1－6D1 人格障碍及相关人格特质 L1－6D3 性欲倒错障碍 L1－6D5 做作性障碍 L1－6D7 神经认知障碍 L1－6E2 与妊娠、分娩和产褥有关的精神或行为障碍 L1－6E6 与分类于他处的障碍或疾病相关的继发性精神或者行为综合征	神经发育障碍 精神分裂症谱系及其他精神病性障碍 双相及相关障碍 抑郁障碍 焦虑障碍 强迫及相关障碍 创伤及应激相关障碍 分离障碍 躯体症状及相关障碍 喂食及进食障碍 排泄障碍 睡眠－觉醒障碍 性功能失调 性别烦躁 破坏性、冲动控制及品行障碍 物质相关及成瘾障碍 神经认知障碍 人格障碍 性欲倒错障碍 其他精神障碍 药物所致的运动障碍及其他不良反应 可能成为临床关注点的其他状况	0 脑器质性精神障碍 1 精神活性物质或非成瘾性物质所致精神障碍 2 精神分裂症(分裂症)和其他精神病性障碍 3 心境障碍(情感性精神障碍) 4 癔症、应激相关障碍、神经症 5 心理因素相关生理障碍 6 人格障碍、习惯与冲动控制障碍、性心理障碍 7 精神发育迟滞与童年和青少年期心理发育障碍 8 童年和青少年期的多动障碍、品行障碍、情绪障碍 9 其他精神障碍和心理卫生情况

第二节 常见的心理障碍

一、神经症性障碍

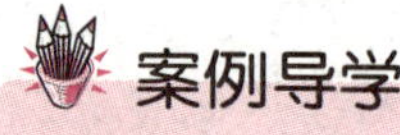

案例导学

张女士的困惑

张女士于2015年结婚，婚后多年不孕，四处就医。2021年1月行诊断性刮宫，术中无明显不适，术后出现阴道流血。张女士较恐慌，听同事说有癌症的可能，更加紧张，感心慌、气促。2周后，经治疗出血停止，但她仍担心自己患有不治之症，又怕不能生育会被丈夫抛弃，开始失眠、烦躁、易激怒，对外界环境兴趣降低，但尚能工作和操持家务。3个月后症状加重，并出现发作性极端烦躁、坐卧不宁、呼吸急促、胸闷、心悸、出汗、手脚麻木。她觉得自己会发疯、变傻，有濒死感，每次发作持续半小时至1小时不等，几乎每天皆有发作。于是，丈夫陪同张女士前来咨询和治疗。

请思考：作为责任护士，你认为张女士的主要问题是什么？能否诊断为神经症性障碍？为什么？

（一）神经症性障碍概述

神经症性障碍（neurosis）又称神经症、精神神经症，是一组主要表现为焦虑、抑郁、恐惧、强迫、疑病症状或神经衰弱症状的精神障碍。神经症性障碍有一定的人格基础，起病常受心理－社会（环境）因素影响。患者深感痛苦且妨碍心理功能或社会功能，但没有任何可证实的器质性病理基础，病程大多持续迁延或呈发作性。各种神经症性症状或其组合可见于感染、中毒、内脏、内分泌或代谢和脑器质性疾病，称为神经症样综合征。

《中国精神疾病分类与诊断标准》对神经症提出了下列诊断标准：①症状标准，至少有恐惧、强迫症状、惊恐发作、焦虑、躯体形式症状、躯体化症状、疑病症状、神经衰弱症状中的1项。②严重程度标准，社会功能受损或无法摆脱的精神痛苦，促使其主动求医。③病程标准，符合症状标准至少已3个月，惊恐障碍另有规定。④排除标准，排除器质性精神障碍、精神活性物质与非成瘾物质所致精神障碍、各种精神病性障碍，如精神分裂症、偏执性精神病及心境障碍等。

（二）常见的神经症性障碍

1. 恐怖症

恐怖症（phobia）是指个体对某种特定事件、处境或在与人交往时产生强烈的恐惧感，主动采取回避方式来解除焦虑不安。患者明知恐惧没有必要，但又无法控制，为此焦虑不安，影响正常生活。恐怖症主要分为特定恐怖、场所恐怖和社交恐怖三类。

2. 强迫症

强迫症（obsessive-compulsive disorder）是一组以强迫症为特征的神经症。强迫症的特点是自我强迫和反强迫同时存在，患者意识到它不必要，但又不能控制，并为此感到苦恼和不安。强迫症分为强迫观念和强迫行为两类。

3. 焦虑症

焦虑症(anxiety)又称焦虑性神经症，是一种以焦虑和紧张情绪障碍为主的神经症，伴有自主神经系统症状和运动性不安。焦虑症患者的焦虑与正常人的焦虑不同，它往往指向未来实际并不存在的某种威胁或危险，焦虑紧张的程度常与现实事件不相称。焦虑症的临床表现主要有两种：一是表现出急性焦虑症状，又称惊恐障碍；二是表现出慢性焦虑症状，又称广泛性焦虑，是焦虑症的主要类型。

4. 躯体形式障碍

躯体形式障碍(somatoform disorder)又称 Briquet 综合征，是一种以持久的担心或相信各种躯体症状的优势观念为特征的神经症。患者因这些症状反复就医，各种医学检查阴性和医生的解释均不能打消患者的疑虑。即使患者有时确实存在某种躯体障碍，也不能解释症状的性质、程度或患者的痛苦与先占观念。这些躯体症状被认为是心理冲突和个性倾向所致，但对患者来说，即使症状与应激性生活事件或心理冲突密切相关，他们也拒绝探讨心理病因的可能。患者常伴有焦虑或抑郁情绪。

5. 神经衰弱

神经衰弱(neurasthenia)是由于长期情绪紧张和精神压力，使大脑精神活动能力减弱，表现出易兴奋、易疲劳、睡眠障碍、头痛等，伴有各种躯体不适症状。病情迁延，症状时重时轻，病情波动常与心理 - 社会因素有关。

二、人格障碍

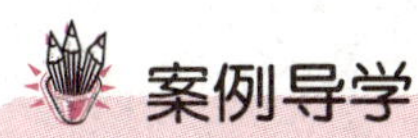

“怀才不遇”的王某

王某，男，19 岁，国内某高校一年级学生。刚进入大学时，王某觉得多年“怀才不遇”的自己终于有了施展才华的空间。他信心满满地竞选班长，但是因仅获两票而落选，王某认为当选同学和老师有“特殊关系”才导致自己落选，为此一直愤愤不平。随后在几个社团的干部竞选中，王某也接连落选。王某认为学校的选举制度存在极大的漏洞和不公平之处，他四处找老师、社团干部、学校相关工作人员反映情况，每当有人劝导他时，他便认为这是同学嫉妒他的才干，或是老师和工作人员对他排挤和压制，因此多次与人发生争吵和冲突。后来王某认为学校内没有人敢像他一样“说真话”，于是撰写《揭穿中国高校的虚伪》《高校对人才压制的种种怪现象》等长篇文章在网上发表，认为一切反对他观点的人都充满了恶意和敌意。在大学生活近一年后，王某与同学、老师的关系日益恶化。

请思考：王某的人格是否正常？判断的依据是什么？

(一)人格障碍概述

人格障碍(personality disorder)是指人格特征显著偏离正常，患者形成了特有的行为模式，对环境适应不良，常影响其社会功能，甚至与社会发生冲突，给自己或社会造成不良影响。人格障碍常开始于幼年，青年期定型，持续至成年期或者终生。人格障碍有时与精神疾病有相似之处或易于发生精神疾病，但其本身尚非病态。严重躯体疾病、伤残、脑器质性疾病、精神疾病或灾难性生活体验之后发生的人格特征偏离，应列入相应疾病的人格改变。儿童和少年期的行为异常或成年后的人格特征偏离尚不影响其社会功能时，暂不诊断为人格障碍。

(二)人格障碍的类型

1. 偏执型人格障碍

偏执型人格障碍以猜疑和偏执为主要特点。其表现为普遍性猜疑，不信任或怀疑他人忠诚，过分警惕与防卫；强烈地意识到自己的重要性，有将周围发生的事件解释为“阴谋”、不符合现实的先占观念；过分自负，认为自己正确，将挫折和失败归咎于他人；容易产生病理性嫉妒；对挫折和拒绝特别敏感，不能谅解别人，长期耿耿于怀，常与人发生争执或沉湎于诉讼，人际关系不良。

2. 分裂型人格障碍

分裂型人格障碍以观念、外貌和行为奇特，人际关系有明显缺陷和情感冷淡为主要特点。分裂型人格障碍者对喜事缺乏愉快感，对人冷淡，对生活缺乏热情和兴趣，孤独怪僻，缺少知音，我行我素，很少与人来往，因此也较少与人发生冲突。

3. 冲动型人格障碍

冲动型人格障碍又称暴发型或攻击型人格障碍，以行为和情绪具有明显的冲动性为主要特点。发作时无先兆，冲动型人格障碍者不考虑后果，不能自控，易与他人发生冲突。发作之后能认识到不对，间歇期一般表现正常。

4. 强迫型人格障碍

强迫型人格障碍以要求严格和完美无缺为主要特点。强迫型人格障碍者希望遵循一种他所熟悉的常规，认为万无一失，无法适应新的变更。缺乏想象，不会利用时机，做事过分谨慎与刻板，事先反复计划，事后反复检查，不厌其烦。犹豫不决、优柔寡断也是其特点之一。

5. 表演型人格障碍

表演型人格障碍以高度的自我中心、过分情感化，以及用夸张的言语和行为吸引注意为主要特点。表演型人格障碍者情感浮浅，易受暗示。

6. 反社会型人格障碍

反社会型人格障碍以行为不符合社会规范为主要特点。具有此类人格的人感情冷淡，对人漠不关心，缺乏同情心，缺乏正常的人与人之间的友情和骨肉亲情；易激惹，常发生冲动性行为；即使给别人造成痛苦，也很少感到内疚，缺乏罪恶感；因此，常发生不负责任的行为，甚至是违法乱纪的行为，虽屡受惩罚，但不易接受教训，屡教不改。临床表现的核心是缺乏自我控制能力。

7. 依赖型人格障碍

依赖型人格障碍以过分依赖为特征，主要表现为缺乏独立性，感到无助、无能和缺乏精力，生怕被人遗弃；将自己的需求依附于别人，过分顺从别人的意志；要求和容忍他人安排自己的生活，当亲密关系终结时则有被毁灭和无助的体验，有一种将责任推给他人来对付逆境的倾向。

8. 焦虑型人格障碍

焦虑型人格障碍以一贯感到紧张、提心吊胆、不安全及自卑为特征。具有此类人格的人总是需要被人喜欢和接纳，对拒绝和批评过分敏感，因为习惯性地夸大日常处境中的潜在危险，所以有回避某些活动的倾向。

人格障碍形成后矫正难度很大，预防比治疗更有实际意义，注重儿童早期正确的教育，尤其是家庭环境的影响，对人格障碍的预防具有重要作用。

三、性心理障碍

(一)性心理障碍概述

性心理障碍(psychosexual disorder)是指性行为明显偏离正常，并以这类性偏离作为性兴奋、性满足的主要方式为特征的一组精神障碍。性心理障碍者的共同特征是对正常人不引起性兴奋的某些物体或情境，对患者都有强烈的性兴奋作用，从而在不同程度上干扰了正常的性行为方式。许多性心理障碍患者并没有突出的人格障碍，除了单一的性心理障碍表现出来的与一般人的性行为不同之外，并没有其他的人格缺陷。性心理障碍主要分为以下几种。

案例导学

穿裙子的硬汉

王某，男，31 岁，警察，来门诊寻求治疗。自 16 年前王某就开始有一种穿着异性衣服出现在公众面前的欲望，且这种欲望难以控制。最近，王某因穿着异性衣服而被单位开除，王某的妻子也因他喜欢穿着异性衣服而与他离婚，但他仍旧为自己买异性衣服，并在穿上异性衣服时感觉自己"富有同情心"。

请思考：你认为王某有何种心理障碍？

1. 性身份障碍

性身份障碍分为性别改变症、双重角色异装症和童年性身份障碍三种。

2. 性偏好障碍

性偏好障碍主要有恋物癖、异装症、窥阴癖、恋兽癖、施虐癖、受虐癖、摩擦癖、性窒息癖、恋尸癖等。

3. 性取向障碍

性取向障碍主要有同性恋、双性恋。

(二)常见的性心理障碍

1. 露阴癖

露阴癖(exhibitionism)是指在陌生异性面前出其不意地露出生殖器，以取得性满足，可伴有或不伴有自慰，但无进一步性活动的要求。这是一种比较常见的性变态行为，以男性患者居多，男女之比约为 14:1。

2. 窥阴癖

窥阴癖(voyeurism)是指在暗中窥视异性裸体或性活动，以取得性满足，伴有当场自慰或事后回忆窥视景象时自慰。患者一般为男性，常于 15 岁前开始，成年后确诊。

3. 易性癖

易性癖(transsexualism)是指心理上对自身性别的认定与解剖生理上的性别特征恰好相反，持续存在改变自身生理性别特征以达到改变性别的强烈愿望，其性取向为纯粹同性恋。男女都可发病，以男性患者居多，男女之比约为 3:1。

4. 恋物癖

恋物癖(fetishism)是指以获取异性贴身衣物而非异性本身来取得性满足。患者有时会采取偷窃手段来取得这些东西。以男性患者居多。

5. 其他

如恋童癖、恋兽癖、恋尸癖、摩擦癖和自恋癖等。

心理障碍发生的原因是极其复杂的，包括生物、心理及社会等方面，临床症状也不尽相同。护士在护理心理障碍患者时，要通过倾听患者的主诉，仔细观察患者的行为表现，分析其心理活动，以找到其病因。对于病情较轻的患者，要多与患者进行有效的沟通，消除患者的主要疑虑，对患者进行耐心的心理疏导，以减轻患者的心理压力，缓解其症状。对于病情较严重的患者，则配合使用心理治疗方法，以期取得较好的疗效。

（陈玉婷　张　锐）

本章小结

本章主要介绍心理障碍的概念、评价原则、判断标准，以及心理障碍的分类和各种常见的心理障碍。心理障碍的评价原则包括主观世界与客观世界的统一性原则、心理活动的内在协调性原则和人格的相对稳定性原则。心理障碍的判断标准有经验标准、社会适应标准、统计学标准和医学标准。常见的心理障碍有神经症性障碍、人格障碍和性心理障碍等。

目标检测

A1 型题

1. 心理障碍的判断标准不包括(　　)
   A. 统计学标准　B. 经验标准　C. 实验室标准
   D. 病因学标准　E. 社会适应标准
2. 下列关于心理障碍的说法，错误的是(　　)
   A. 部分心理障碍可以改善
   B. 心理障碍无法被矫正
   C. 精神障碍的心理活动并不是完全异常的
   D. 正常心理活动和异常心理活动之间可以互相转换
   E. 正常心理活动和异常心理活动之间没有明显的界线
3. 下列不属于神经症性障碍的是(　　)
   A. 恐怖症　B. 焦虑症　C. 神经衰弱
   D. 癔症　E. 孤独症
4. 异装症、窥阴癖均属于(　　)
   A. 强迫型人格障碍　B. 性取向障碍　C. 神经症性障碍
   D. 性偏好障碍　E. 性身份障碍

A2 型题

5. 刘某，男，20 岁。3 年来一直因购买和收藏女性内衣而感到满足，而且每晚要抱着这些内衣睡觉。该患者应诊断为(　　)
   A. 人格障碍　B. 性取向障碍　C. 神经症性障碍
   D. 性偏好障碍　E. 性身份障碍
6. 田某，男，55 岁。上下楼梯时数楼梯，吃饺子时数个数，洗碗时也数个数，经常反复验证一件事，自己也常因此而烦恼，可就是无法改正。该患者应诊断为(　　)
   A. 焦虑症　B. 神经衰弱　C. 强迫症
   D. 恐怖症　E. 癔症
7. 李某，男，45 岁。一直认为自己是世界上最聪明的人，在任何事情上总坚持自己是正确的，在事实面前仍不认输；对他人说的话常表示怀疑，别人告诉他的事情，他总通过很多办法求证。该患者可能患的人格障碍是(　　)

A. 反社会型人格障碍　　B. 分裂型人格障碍　　C. 强迫型人格障碍
D. 偏执型人格障碍　　E. 冲动型人格障碍

8. 张某，男，17 岁。近期因母亲去世，常有心悸、呼吸困难、胸闷、胸痛、四肢发麻、出汗、发抖，惊恐万分，似乎死亡迫近，大声呼救，每次发作时间多为 1 ~ 20 分钟，有时长达数小时，反复发作多次。该患者可能患的心理障碍是(　　)
A. 恐怖障碍　　B. 神经衰弱　　C. 强迫症
D. 焦虑症　　E. 癔症

9. 吴某，女，19 岁。1 年多来，患者在与异性交往时常产生强烈的恐惧和不安情绪，不敢看异性，自己深感痛苦又难以调节。初步判断该患者患的心理障碍是(　　)
A. 恐怖症　　B. 强迫症　　C. 疑病症
D. 焦虑症　　E. 神经衰弱

10. 刘某，男，35 岁，教师。4 年前因感到工作压力大而开始失眠，表现为入睡困难，每晚要 2 ~ 3 小时方能入睡，睡后极易惊醒，轻微响声都不能忍受，多梦，白天昏昏欲睡，不能坚持上完一节课，记忆力和学习效率下降，一看书便心烦意乱，对熟人的名字有时也叫不出。近 3 个月来头晕、头痛、眼花、情绪急躁，常因小事叹息不已。该患者可能患的心理障碍是(　　)
A. 焦虑症　　B. 恐怖症　　C. 癔症
D. 躯体形式障碍　　E. 神经衰弱

目标检测答案

第六章　心理护理的基本技能

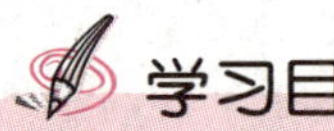

学习目标

1. 掌握心理评估、心理测验、心理咨询、心理治疗和心理护理的概念；掌握支持性心理治疗、行为疗法、认知疗法、精神分析疗法的理论基础和治疗方法。

2. 熟悉标准化心理测验的技术指标；熟悉常用心理评定量表的作用；熟悉心理咨询的常用技巧；熟悉心理护理的实施程序。

3. 了解临床心理评估实施的注意事项；了解应用心理测验的一般原则；了解常用的心理评估方法；了解心理咨询与心理治疗的基本过程和原则。

随着医学模式的转变，“以患者为中心”的整体护理取代了以往“以疾病为中心”的功能性护理。心理护理作为整体护理的重要组成部分，已成为护士的重要工作内容之一。在护理实践中，护士只有掌握正确有效的心理评估、心理咨询和心理治疗等心理护理的基本技能，针对患者现存和潜在的心理问题进行心理护理干预，才能有效促进患者心理和生理功能的恢复，确保患者心身健康。

第一节　心理评估

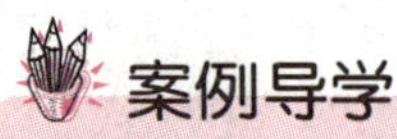

案例导学

烦躁不安的患者

张某，女，37 岁。因近来发现左侧乳房有一 1cm×1cm 的硬块而就诊。就诊后医生要求其住院进行手术治疗，并告知她目前此硬块的性质不明，要求她有一定的心理准备。患者有胆囊切除术史，但术后 3 个月仍然胃纳不佳，伤口处隐隐作痛。此次住院后，患者常感烦躁，坐立不安，担心自己的手术效果及病情，常常大汗淋漓，茶饭不思，有时心跳加速。

请思考：作为责任护士，如何对该患者进行有效的心理护理评估？

一、临床心理评估概述

临床心理评估是实施心理护理的重要环节，是对护理对象的情绪、行为、社会支持等状况进行分析与评估，据此为患者制订具有针对性的心理护理措施，以帮助患者达到身心适宜状态。评估过程中护士与患者的充分沟通，对促进护患关系的和谐及整体护理质量的提高均具有重要意义。

（一）心理评估的概念

心理评估（psychological assessment）是依据心理学理论，运用多种方法，对个体的某一心理现象做全面、系统和深入地客观描述的过程。心理评估广泛应用于心理学、医学、教育、人力资源管理、军事司法等领域。将心理评估的通用理论和方法应用于临床，以临床患者为主要评估对象，评定和甄别患者心理状态的一系列应用性评估手段及技术，称为临床心理评估。

(二)心理评估在护理工作中的应用

1. 全面了解护理对象的身心状态

只有通过心理评估，护士才能较为全面地观察和评价患者，判断患者的身心状态，以及时主动实施个性化的心理护理，从而增强心理护理工作的针对性和有效性。

2. 作为心理护理实施的依据

只有以临床心理评估结果为依据，护士才能确立心理护理诊断，制订心理护理计划及采取有针对性的心理护理措施。恰当的心理护理措施基于正确的心理评估。

3. 评价心理护理效果

临床心理评估可作为评价心理护理效果的依据，如评价实施干预前后患者的疾病认知、情绪体验、生活质量、相关健康行为等的改变情况，既可总结其前期干预措施的效果，又可指导下一步的计划或方案。

4. 作为及时转介护理对象的依据

通过临床心理评估，护士能及时发现患者较严重的心理问题，向医生或相关科室提出转介，有利于患者得到及时有效的救治。

(三)临床心理评估的实施原则和注意事项

1. 实施原则

(1)综合性原则：临床心理评估的方法各有其长处和不足，可酌情同时或交替使用2~3种评估方法，综合多渠道所获得的信息，以便更为准确地评估患者的心理状态，识别患者的心理问题及其影响因素。

(2)动态实时原则：患者的心理活动除随疾病变化而波动外，还可受诊疗手段、医院环境、自身人格特征等因素影响，任何阶段都有发生心理失衡或心理危机的可能，故临床心理评估必须贯彻“动态、实时”的原则。

(3)循序渐进原则：一般可先确定患者是否存在威胁身心健康的负性情绪，若患者的心理评估结果提示其伴有严重的抑郁或焦虑，则需进一步评估该患者发生不良心理反应的原因。若患者经初步心理评估提示其可有效应对疾病而无明显负性情绪反应，则无须进一步评估。此外，循序渐进可减少心理评估的盲目性，避免给评估者和患者增加过多的负担。

2. 注意事项

(1)取得患者认同：心理评估若得不到患者的充分认同，其结果便会大打折扣。评估者应尽量让患者了解评估的积极意义，避免患者对评估产生误解，这样才能使评估结果真实可靠。

(2)保护患者隐私：无论以哪种方法实施评估，都可能涉及患者的个人隐私。评估者必须严格遵守心理评估的职业道德，妥善保管患者的个人资料。

(3)尊重患者权益：临床心理评估同样需要患者的知情同意且出于自愿，绝不能违背患者的意愿。如患者不予合作，可用观察法观察患者的表情动作，分析其情绪状态，发现异常及时予以干预。

(4)妥善保管心理评估工具：心理评估工具及使用方法不得随意公开或借他人使用，只有具备心理评估资格者才能独立使用和保存。

(5)确保施测环境：一般选择患者精神状态最佳时实施心理评估，环境应安静舒适，避开他人，不受干扰，这样才能确保评估的准确性。

(四)常用的心理评估方法

1. 观察法

对心理评估而言，观察法属于定性或半定量的评估方法。护士对患者的个别或具有代表性的行为实施直接或间接观察，推论其行为活动所反映的心理特征，是临床心理评估的常用方法。

(1)确定观察内容：观察内容可包括患者的仪表、身体状况、言谈举止、气质特征、性格，以及对疾病的认知和态度、应对方式、应变能力等。在实际观察中，应根据观察目的、观察方法及观察的不同阶段，选择观察目标行为。

(2)确定观察时间：一般每次观察 10～30 分钟。观察次数、间隔时间等可根据实际情况来确定。

(3)观察资料的记录：与临床心理评估密切相关的常用记录方法如下。①叙述性记录：是常用的观察资料记录方法。可采用笔记、录音、录像或联合使用，也可按时间顺序编制成简易观察记录表；②事件性记录：是指记录在一次观察期间内目标行为或事件的发生频率，又称事件样本。如“某某早餐前和午睡前分别哭泣一次，显得很悲痛”；③评定性记录：是指根据评定量表的要求进行观察和记录。

2. 访谈法

访谈法是指通过护士和患者面对面的交谈，有目的地了解患者心理和行为的一种研究方法。访谈法是心理咨询、心理治疗的基本方法，也是护患沟通的必备技能。

(1)临床访谈内容：具体包括以下内容。

1)患者的基本情况：如患者的生长地、文化背景、经济能力、婚姻状态、成长经历、心理或精神疾病史、家庭结构模式(核心家庭、几代人共同居住)，以及主要家庭成员的心理或精神健康状况、职业、与患者的关系等信息。

2)患者的主观表述：通过倾听患者的主观表述，护士可了解患者以下信息。患者对疾病的认知及相关常识的掌握程度，当前主导需求、对疾病所持态度、对患者角色的适应程度，对医疗环境及医院人文环境(医护人员、与其他患者形成的氛围)的评价、对亲友等社会支持系统的期望、对诊疗费用的考量、常用应对方式等。

3)患者的客观他评：倾听患者亲属、其他医护人员、相邻病友对患者的评价，也可为护士的访谈评估提供大量重要信息。

(2)临床访谈技巧：护士熟练掌握访谈技巧，与患者建立良好的护患关系，是确保访谈成功的关键。

1)措辞：包括用适宜称谓尊称患者、简要说明访谈目的、对患者的合作致谢等；访谈用词应通俗易懂，尽量避免方言或少用专业术语，以舒缓的语气引导患者默契配合。

2)提问：根据提问要点可归纳多种提问方式，一般开放性提问的使用频度较多，如“什么”“如何”“为什么”“怎么”等。

3)记录：无论采用何种记录方式，均需征得患者同意，并向患者承诺不播散其私密资料，可酌情使用音像记录或笔录。

4)倾听：护士只有诚恳、专心、耐心地倾听患者的表述，才能抓住问题的关键所在。护士倾听时需把握距离、姿态、举止和应答四个要素。如适宜的角度和距离；身体稍向前倾的姿势；适时地点头、微笑、注视；简短的赞许性话语等，都可体现护士对患者的接纳、肯定、关注、鼓励等情感，使患者感到真诚关怀。

5)切忌急于下结论及做出道德或正确性的评判：这样做会使患者感到医护人员没有耐心倾听自己的述说，容易影响医患关系的建立，并且容易导致医护人员对患者问题的把握不够全面准确。同时，医护人员不要将自己的价值观念和是非标准强加于患者。

3. 心理测验

在临床心理评估中，心理测验占有十分重要的地位。观察法和访谈法都难免受评估者主观意识的影响，而心理测验法遵循标准化、数量化原则，从而克服了观察法和访谈法的缺陷，可为临床心理护理提供科学依据。

二、心理测验

(一)心理测验的概念

心理测验(psychological test)是一种依据心理学的原理和技术，以客观、标准化的程序对人的心理现象或行为进行测量和确定，以判定个体差异的工具。而心理测量是以心理测验为工具，用数量化手段对心理现象或行为加以确定和测定。

(二)心理测验的种类

1. 以测验的功能分类

(1)能力测验：主要用于测量人的智力和一些特殊能力，包括智力测验、儿童发展量表和特殊能力测验等。常用的有韦克斯勒量表、比奈－西蒙智力量表和绘画、音乐等特殊能力测验。

(2)人格测验：主要用于测量性格、气质、兴趣、态度、动机、信念等方面的人格心理特征，即人格中除能力以外的部分。如明尼苏达多相人格调查表、卡特尔 16 种人格因素问卷、艾森克人格问卷、罗夏墨迹测验和主题统觉测验等。

(3)神经心理测验：主要用于评估脑神经功能(主要是高级神经功能)状态，既可用于评估正常人脑神经功能及脑与行为的关系，也可用于评定患者特别是脑损伤患者的神经功能。

(4)临床评定量表：这类量表主要用于评定人的心身症状。如 90 项症状检核表、抑郁自评量表和焦虑自评量表等。

(5)职业咨询测验：主要包括职业兴趣问卷、职业性向测验和特殊能力测验等。

2. 以测验材料的性质分类

(1)文字测验：文字测验所用的是文字材料，它以言语提出刺激，受试者用言语做出反应。此类测验要求受试者要具备一定的文化程度。大部分团体、个人问卷均属此类。

(2)非文字测验：测验题目多属于对图形、实物、工具、模型的辨认和操作，无须使用言语作答，所以不受文化因素的限制。如雷文智力测验、韦克斯勒量表中的操作量表部分属于非文字测验。

上述两种测验常结合使用。

3. 以测验材料的严谨程度分类

(1)客观测验：在客观测验中，所呈现的刺激语句、图形等意义明确，只需受试者直接理解，无须发挥想象力来猜测和遐想。绝大多数心理测验属于此类。

(2)投射测验：在投射测验中，刺激没有明确的意义，对受试者的反应也没有明确规定。受试者做出反应时，要凭自己的想象力加以回答，使之有意义。在这个过程中，恰好投射出受试者的思想、情感和经验。投射测验多用于测量人格，如罗夏墨迹测验、主题统觉测验等。

4. 以测验对象的人数分类

(1)个别测验：是指在某一时间段内，由一位施测者对一位受试者实施的测验。

(2)团体测验：是指在某一时间段内，由一位或多位施测者对较多受试者同时实施的测验。

(三)应用心理测验的一般原则

1. 标准化原则

因为心理测验是一种数量化手段，所以标准化原则必须贯彻于测量始终。测量应采用公认的标准化工具，施测方法要严格根据测验指导手册的规定执行：要有固定的施测条件、标准的指导语、统一的计分方法和常模。坚持标准化原则不仅是减少测量误差的有力措施，也是提高信度和效度的可靠保证。

2. 保密原则

保密原则是心理测验的一条道德标准。关于测验的内容、答案及计分方法等只有参与此项工作的人员才能掌握，绝不允许随意扩散，更不允许在出版物上公开发表，否则必然会影响测验结果的真实性。保密原则也是对受试者测验结果的保护，因结果涉及个人的隐私权。

3. 客观性原则

心理测验的结果只是对个体心理行为的预测，与个体在自然环境下的行为可能并不完全一致，因此，对结果做出评价时要遵循客观性原则。评价要结合受试者的生活经历、家庭、社会环境，以及从会谈和调查中获得的其他资料全面考虑，不可草率地下结论。

(四)标准化心理测验的技术指标

1. 常模

常模(norm)是一种供比较的标准量数，由标准化样本测试结果计算而来，是心理测验时用于比较和解释测验结果的参照分数标准。按照样本的大小和来源，可分为全国常模、区域常模和特殊常模；根据具体应用标准和分数特征，可分为百分位常模和标准分常模等。

2. 信度

信度(reliability)是指测验结果的可靠性，即测验分数的稳定性和一致性的程度。信度是评价一个测验是否合格的重要指标之一，也是标准化心理测验的基本要求之一。如果一个测验在大致相同的情况下，几次测量的分数大体相同，说明此测验的性能稳定，信度高；反之，几次测量的分数相差悬殊，则说明此测验的性能不稳，信度低。通常能力测验的信度要求在 0.80 以上，人格测验的信度要求在 0.70 以上。

3. 效度

效度(validity)是指所测量的与所要测量的心理特点之间的符合程度，即一个心理测验的准确性。效度是科学测量工具最重要的条件，一个测验若无效度，则无论其具有其他任何优点，一律无法发挥真正的功能。因此，选用标准化测验或自行设计编制测量工具，必须首先鉴定其效度，没有效度资料的测验是不能选用的。

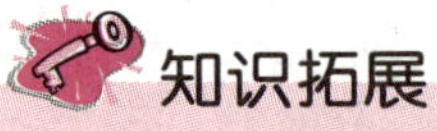

知识拓展

科学心理测验的产生

首先倡导测验运动的是英国生物学家和心理学家高尔顿(F. Galton)，他在研究遗传问题时设计了许多简单的测验，力图通过对各种感觉辨别力的测量结果来评估个人智力的高低。因此，他的工作被视为心理测验的开端。此外，高尔顿还是运用等级评定量表、问卷法的先驱，为心理测验奠定了统计学基础。

1890 年，美国心理学家卡特尔发表了《心理测验与测量》一文，首创了“心理测验”这一术语，并认为心理测验的结果应与常模进行比较。

1950 年，法国心理学家比奈与其助手西蒙编制了世界上第一个智力测验量表。

三、常用临床心理测验及评定量表

(一)智力测验

智力测验是心理测量中最常用的技术之一，主要用于临床评估患者的智力水平和智力功能损伤或衰退程度，以及甄别儿童智力发展水平。各种智力测验量表是由一定数量的测量项目或作业组成，这些测量项目或作业是经过精心挑选并经标准化确定下来的，各有其常模。评估结果是按完成项目或作业的数量来计算，再将此结果与常模比较，即可了解受试者的智力水平。

1. 智力商数

智力商数简称智商(IQ)，是衡量个体智力发展水平的一种量化指标，智商有两种，即比率智商和离差智商(DIQ)。

(1)比率智商：最初由美国心理学家特尔曼(Terman)提出，它是以一个人的年龄为参照尺度对智力进行衡量。其计算公式为：$IQ=\frac{心理年龄(MA)}{实际年龄(CA)}\times 100$。比率智商在心理测验的发展史上起着重要作用，但有一定的局限性，因为这一方法的依据是智力随年龄而发展的理论，而个体的年龄增长与智力发展并非平行，且人与人之间有很大的个体差异，所以比率智商适用于16岁以下的未成年人。

(2)离差智商：为了解决比率智商的不足，美国心理学家韦克斯勒(Wechsler)提出了离差智商的概念。它是用统计学中的均数和标准差计算出来的，表示受试者成绩偏离同年龄组平均成绩的距离(以标准差为单位)。其计算公式为：$DIQ=\frac{15(X-\bar{X})}{SD}+100$，式中$X$为个体的测验分数，$\bar{X}$为所在年龄组的平均分数，$SD$为该年龄组分数的标准差。每个年龄组的平均分数为100，标准差为15，这是依据测验分数的常态分布来确定的。用该公式计算出来的结果与原来的IQ意义不同，但为了与原来的IQ名称一致，故仍用智商名称，不过要冠以离差一词。离差智商不仅适用于任何年龄的受试者，还可以在不同年龄组进行比较，已成为通用的智商计算方法。

2. 韦氏智力量表

韦氏智力量表是指由美国心理学家韦克斯勒编制的一组智力量表，包括：①韦克斯勒成人智力量表(WAIS)，适用于16岁以上的成人；②韦克斯勒儿童智力量表(WISC)，适用于6～16岁的儿童和青少年；③韦克斯勒幼儿智力量表(WPPSI)，适用于4～6岁小儿。三个量表相互衔接，可以对一个人从幼年到老年的智力进行测量，便于前后比较。韦氏智力测验是目前公认的比较好的智力测验工具，其主要特点是采用离差智商概念，即在一个量表中包含若干项测验，每一项测验集中测量一种智力功能。由于量表分类较细，较好地反映了个体的智力全貌，在临床上对于鉴别脑器质性障碍与功能性障碍也有一定的作用。

韦克斯勒成人智力量表包含言语量表和操作量表，共有11个分测验，其中言语测验6个、操作测验5个，言语量表和操作量表合称全量表，根据这些量表计算出来的智商分别为言语智商、操作智商和全量表智商，以全量表智商代表受试者的总智力水平(表6－1)。我国学者结合我国国情修订了韦氏智力量表，分农村版和城市版两套。

表6－1　智力等级分布表(韦氏智力量表)

智力等级	智商范围	人群中的理论分布(%)
极优秀	≥130	2.2
优秀	120～129	6.7
中上	110～119	16.1
中等(平常)	90～109	50.0
中下	80～89	16.1
临界	70～79	6.7
智力缺陷	≤69	2.2

（二）人格测验

1. 明尼苏达多相人格调查表

明尼苏达多相人格调查表(MMPI)由美国明尼苏达大学的哈撒韦(Hathaway)和麦金利(McKiney)于1943年根据临床需要编制而成。最初是对精神病进行鉴别应用，后来经过不断修订发展为人格调查表。MMPI是世界上应用最广泛的人格测验量表之一，适用于16岁以上、具有小学以上文化程度的受试者。

MMPI包括566个自我陈述式题目，其中1～399题是与临床量表有关的题目，400～566题与另外一些研究量表有关。受试者根据自己的实际情况对每个题目做出“是”或“否”的回答，如果确实不能判定则不回答。在临床工作中，常用4个效度量表和10个临床量表(包括疑病、抑郁、癔症、精神病态、性向、偏执、精神衰弱、精神分裂、轻躁狂、社会内向)。MMPI主要用于病理心理的研究，在精神医学中主要用于协助临床诊断，在心理咨询与心理治疗中也用MMPI评估来访者的人格特点及评价心理治疗效果，现还用于司法鉴定领域。

2. 艾森克人格问卷

艾森克人格问卷(EPQ)由英国心理学家艾森克(Eysenck)于1952年编制而成，是我国临床应用最为广泛的人格测验问卷，有成人问卷(16岁以上)和少年问卷(7～15岁)两种。艾森克认为人格是由E维(内外向)、N维(情绪稳定度)和P维(精神质)三个维度构成的立体结构，故设计了4个量表(即E量表、N量表、P量表、L量表)。在测验时受试者对每题回答“是”或“否”，按照测定手册规定的标准进行计分，依据年龄及性别常模进行解释。

(1)E量表：测量内向和外向人格特征。高分表示个性外向，表现为喜欢交际，渴望刺激和冒险，情绪易冲动。低分则表示个性内向，表现为安静、离群、内省，不喜欢与人接触，不喜欢刺激，喜欢有秩序的生活方式。

(2)N量表：测量情绪稳定性。高分表示情绪不稳定，常表现为焦虑、易怒，遇事常有强烈的情绪反应，以致出现不够理智的行为。低分表示情绪稳定，善于自我控制。

(3)P量表：精神质是指心理变态倾向，并非指精神病，此量表主要测量与精神病理有关的人格特征。高分表示孤独，不关心他人，难以适应外部环境，缺乏感情，即使对亲友也存有戒心，喜欢做奇怪的事情。

(4)L量表：效度量表，测定受试者的“掩饰”倾向，即不真实回答，同时也有测量受试者纯朴性的作用。若该分过高，则测验的可靠性差。

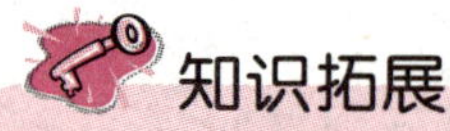

罗夏墨迹测验

罗夏墨迹测验(RIT)是现代心理测验中最主要的投射测验之一，这一测验是由瑞士精神科医生罗夏于1921年创立的，是研究人格的一种重要方法。

测验由10张墨迹图组成，所有的测图都是浓淡不匀、模棱两可的墨迹图。测试时，主张将10张墨迹图按顺序一张一张地交给受试者，让其看这些墨迹“像”什么，不限时间，一直到没有答案时再换另一张。看完10张图后，从头对所有回答再询问一遍，问其看到的是图的整体还是图的哪一部分，为什么说这些部位像他所描述的内容。在整个测试过程中，要详细记录下受试者的语言反应及流露出来的表情动作。然后进行结果分析，按照一定的计分原则评分。

罗夏墨迹测验结果主要反映个体人格特征，也可得出对临床诊断和治疗有意义的精神病理指标，这些病理指数在临床上有很大的作用。但其计分和解释方法复杂，经验性成分多，主试者需要长时间的训练和一定的经验才能逐渐正确掌握。

3. 卡特尔16种人格因素问卷

卡特尔16种人格因素问卷(16PF)由美国心理学家卡特尔(Cattell)于1949年编制而成。他通过因素分析获得16种人格的根源特质，认为每个人的人格都可以用这16种相互独立的人格特质加以描述，16PF就是测定这16种人格特质的量表。该量表共有187个题目，适用于16岁以上的成人，该测验对了解个体的人格倾向、选拔人才和职业咨询等有一定的参考价值。

(三)临床症状评定量表

1. 90项症状检核表

90项症状检核表(SCL－90)又称90项症状清单。该量表包含有较广泛的精神病症状学内容，对于感觉、情绪、思维、行为，甚至生活习惯、人际关系、饮食、睡眠等均有所涉及。该量表主要用于心理健康状况的诊断，评定一个人是否有某种心理症状及其严重程度如何。可前后多次测验，以观察病情发展或评估治疗效果。

该量表包括90个条目，共10个因子。①躯体化：主要反映主观的身体不适感；②强迫症状：主要反映临床上的强迫症状群；③人际关系敏感：主要是指某些个人不自在感和自卑感，尤其是在与其他人相比较时更突出；④抑郁：主要反映与临床上抑郁症状群相联系的广泛的概念；⑤焦虑：主要是指在临床上明显与焦虑症状群相联系的精神症状及体验；⑥敌对：主要从思维、情感及行为三方面来反映患者的敌对表现；⑦恐怖：主要反映恐怖症状；⑧偏执：主要是指猜疑和关系妄想等；⑨精神病性：主要反映幻听、思维播散和被洞悉感等精神分裂样症状项目；⑩其他：未能归入上述因子的因子，主要反映睡眠及饮食情况。SCL－90各因子项目见表6－2。

表6－2　SCL－90各因子项目

因子	项目序号	项目数
躯体化	1、4、12、27、40、42、48、49、52、53、56、58	12
强迫症状	3、9、10、28、38、45、46、51、55、65	10
人际关系敏感	6、21、34、36、37、41、61、69、73	9
抑郁	5、14、15、20、22、26、29、30、31、32、54、71、79	13
焦虑	2、17、23、33、39、57、72、78、80、86	10
敌对	11、24、63、67、74、81	6
恐怖	13、25、47、50、70、75、82	7
偏执	8、18、43、68、76、83	6
精神病性	7、16、35、62、77、84、85、87、88、90	10
其他	19、44、59、60、64、66、89	7

(1)评定的时间范围：“现在”或者“最近1周”的实际感觉。

(2)评定标准：每个项目采用5级评分，分别是“没有、很轻、中等、偏重、严重”。

(3)评定主要指标：①总分，90个项目相加之和；②阳性项目数，单项分≥2的项目数；③因子分，组成某一因子的各项目总分÷组成某一因子的项目数。

按全国常模结果，总分超过160分，或阳性项目数超过43项，或任一因子分超过2分，考虑为阳性，需进一步检查。

2. 抑郁自评量表

抑郁自评量表(SDS)包含20个项目，其特点是使用简便，能相当直观地反映患者抑郁的主观感受，使用者也无须进行特殊训练。本表主要适用于具有抑郁症状的成人，目前多用于门诊患者的粗筛和情绪状态评定，以及调查、科研等。

评分：使用1~4级计分。1表示没有或很少时间有；2表示少部分时间有；3表示相当多时间有；4表示绝大部分或全部时间有。其中2、5、6、11、12、14、16、17、18、20为反评题，按4~1计分。受试者根据最近1周的实际感觉，独立做出评定。

总分及解释：把20个项目中的各项分数相加，即得到总粗分，将总粗分乘以1.25后取整数部分，即得到标准总分。按照中国常模结果，SDS标准分的分界值为53分，其中53~62分为轻度抑郁，63~72分为中度抑郁，72分以上为重度抑郁。量表的总分值仅能作为一项参考指标而非绝对标准。

3. 焦虑自评量表

焦虑自评量表(SAS)包含20个项目，从量表的构造形式到具体评定方法都与SDS十分相似。SAS能较准确地反映受试者焦虑的主观感受，主要适用于具有焦虑症状的成人。

评分：使用1~4级计分。1表示没有或很少时间有；2表示少部分时间有；3表示相当多时间有；4表示绝大部分或全部时间有。其中5、9、13、17、19为反评题，按4~1计分。受试者根据最近1周的实际感觉，独立做出评定。

总分及解释：把20个项目中的各项分数相加，即得到总粗分，将总粗分乘以1.25后取整数部分，即得到标准总分。按照中国常模结果，SAS标准分的分界值为50分，其中50~59分为轻度焦虑，60~69分为中度焦虑，69分以上为重度焦虑。

4. 生活事件量表

生活事件量表(LES)由杨德森、张亚林于1986年编制而成。其强调个体对生活事件的主观感受，并把生活事件分为正性(积极)事件和负性(消极)事件，认为负性事件才与疾病相关。LES共含有48条我国较常见的生活事件，包括家庭生活方面(28条)、工作学习方面(13条)、社交及其他方面(7条)三方面的问题，另设有两条空白项目，供受试者填写已经经历而表中未列出的某些事件。LES主要适用于16岁以上的正常人，以及神经症、心身疾病、各种躯体疾病患者和自知力恢复的严重精神病求助者。

LES属自评量表，受试者须仔细阅读和领会指导语，然后逐条作答。根据要求，受试者首先将某一时间范围内(通常为1年内)的事件记录下来。有些事件虽然发生在该时间范围之前，但若影响深远并延续至今，可作为长期性事件记录。然后，由受试者根据自身的实际感受而不是按常理或伦理道德观念去判断那些经历过的事件对本人来说是好事或是坏事？影响程度如何？影响持续的时间有多久？对于表中已列出但并未经历的事件应注明“未经历”，不留空白，以防遗漏。

(1)计分方法：记录事件发生的时间，一过性的事件(如流产、失窃等)要记录发生次数；长期性事件(如住房拥挤、夫妻分居等)，不到半年记为1次，超过半年记为2次。影响程度分为5级，从毫无影响到影响极重分别记0、1、2、3、4分，即无影响为0分、轻度为1分、中度为2分、重度为3分、极重为4分。影响持续时间分为3个月内、半年内、1年内、1年以上，共四个等级，分别记1、2、3、4分。

(2)生活事件刺激量的计算方法：①某事件刺激量=该事件影响程度分×该事件持续时间分×该事件发生次数；②正性事件刺激量=全部好事刺激量之和；③负性事件刺激量=全部坏事刺激量之和；④生活事件总刺激量=正性事件刺激量+负性事件刺激量。

(3)结果的解释：LES总分越高，反映个体承受的精神压力越大。95%的正常人1年内的LES总分不超过20分；99%的正常人1年内的LES总分不超过32分。负性生活事件的分值越高反映其对身心健康的影响越大，正性生活事件分值的意义尚待进一步研究。

5. A型行为类型评定量表

A型行为类型评定量表有多个版本，这里介绍的是由我国张伯源主持修订的适合我国人的A型行为类型评定量表。

(1)评估方法：此量表包含60个题目，分为3个量表。①TH量表：含25个题目，表示时间匆忙感、紧张感和做事快等；②CH量表：表示争强好胜，怀有戒心、敌意和缺乏耐心等；③L量表：含10个题目，为真实性纠正题。

TH和CH两个量表共50题，包含了性格或行为表现的主要特征，L量表的10个题目专门用以测试被测试者回答问卷的真实性。

(2)计分方法：每题的回答与标准答案(表6－3)相符合者记1分。首先计算L量表的得分，如积分≥7分者表示真实性不够，答卷无效；积分<7分者则需进一步调查其他两个量表的积分，行为总分＝TH分＋CH分。

表6－3　A型行为类型评定量表标准答案

记分题	答“是”	答“否”
TH	2、3、6、7、10、11、19、21、22、26、29、34、38、40、42、44、46、50、53、55、58	14、16、30、54
CH	1、5、9、12、15、17、23、25、27、28、31、32、35、39、41、47、57、59、60	4、18、36、45、49、51
L	8、20、24、43、56	13、33、37、48、52

(3)总分解释：高于36分为A型行为特征；30～36分为中间偏A型行为特征；27～29分为中间型行为特征；19～26分为中间偏B型行为特征；1～18分为B型行为特征。

(陆斯琦)

第二节　心理护理干预技术

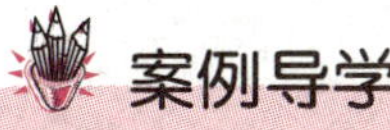

案例导学

总担心出错

张某，男，30岁，某公司会计。他经常担心工作中出差错，尤其害怕经手的钱或转账出错，不仅上班时反复检查，下班后也反复回想是否出错，有时甚至会回到单位重新核对账目。因为他觉得如果他出错，就会被打、被训斥。一天开车回家的途中，张某因不断地想自己所转的账，与对面货车相撞，导致骨折。住院治疗期间，他仍担心自己住院前的工作可能会出错，整日唉声叹气。

请思考：如果你是心理医生，你会运用何种心理干预技术对该患者实施心理干预？

一、心理咨询与心理治疗概述

(一)心理咨询与心理治疗的概念

心理咨询(psychological counseling)是指咨询师运用心理学的有关理论与方法，通过特殊的人际关系协助来访者解决心理问题，增进心身健康，提高适应能力，促进个性发展与潜能发挥的过程。简单来说，心理咨询是咨询师协助求助者解决各类心理问题的过程。心理治疗(psychotherapy)又称心理疗法，是以一定的理论体系为指导，以良好的医患关系为基础，应用心理学的方法，影响或改变患者的感受、认识、情绪或行为，调节个体与环境之间的平衡，从而达到治疗目的的过程。心理治疗实际上是心理治疗师对求助者的心理与行为问题进行矫治的过程。

（二）心理咨询与心理治疗的关系

心理咨询与心理治疗的关系非常密切。在我国，许多心理咨询门诊实际上也在进行心理治疗的工作，心理咨询似乎与心理治疗同义。在国外，虽然心理咨询与心理治疗有不同的名称，帮助者与求助者也有不同的称谓，但人们对心理咨询与心理治疗之间有无不同仍有争议。由于心理咨询与心理治疗在临床实践中常交互使用，有时也被混为一谈，在实际应用过程中难以区分。

1. 心理咨询与心理治疗的相同点

（1）两者都是强调在良好的人际关系氛围中，运用心理学的方法解决心理方面的问题。

（2）两者所依据的理论和方法是一致的，各种理论和心理疗法在心理咨询与心理治疗中都是通用的。

（3）心理咨询与心理治疗所遵循的原则是一致的，如尊重、保密、中立等基本原则在这两种工作中都必须遵守。对从业者的工作态度和职业道德也有同样的要求。

所以，心理咨询与心理治疗不能完全区分开，即使存在差异，也并非本质的。

2. 心理咨询与心理治疗的不同点

心理咨询与心理治疗的不同点见表 6－4。

表 6－4　心理咨询与心理治疗的区别

区别点	心理咨询	心理治疗
工作对象	可称为来访者，主要为在适应和发展方面遇到困难的正常人	可称为患者，主要为精神病、神经症、心身疾病、心理障碍等患者
工作任务	解决人际关系、学习、升学、婚姻等一般性心理问题	治疗人格障碍、行为障碍、心身疾病、性变态等
工作方式	强调教育与发展	强调人格的改造和行为的矫正
工作时间	费时较短，多为一次至数次	费时较长，多为数周至数年

（三）心理咨询与心理治疗的基本过程

心理咨询与心理治疗的基本过程大体相同。

1. 心理诊断阶段

心理诊断阶段是心理咨询或治疗的开始阶段。在这一阶段，收集与来访者及与其问题有关的资料，然后根据所收集的资料进行分析评估并进一步诊断，再将诊断的信息反馈给来访者，使来访者得以证实或肯定，并使其做出进一步决定，以考虑是否继续进行治疗。如果确定进行治疗则进一步确定治疗协议。

2. 帮助和改变阶段

帮助和改变阶段是治疗中的重要阶段。在这一阶段，通过分析讨论，咨询师和来访者共同制订心理咨询或治疗方案，包括确定治疗目标、选择治疗方法等，然后按照制订的方案具体实施心理咨询或治疗。如果出现新的问题或效果不明显，则应分析原因，或选择其他治疗方法，或重新确立目标，选择新的方案实施。在此过程中，治疗效果的好坏与咨询师本身的咨询或治疗技巧有很大关系。

3. 结束阶段

在这一阶段，咨询师要肯定来访者在治疗中取得的成绩和进步，并指出还有哪些应注意的问题。咨询师还要帮助来访者重新回顾治疗要点，检查治疗目标实现的情况，进一步巩固治疗所取得的成果。

如果有可能，还可将来访者在治疗中对某一事物的正确认识扩展到其他方面，帮助来访者真正掌握咨询中习得的心得，以便日后在脱离了咨询师后仍可自己应对周围的环境变化，做自己的咨询师。

（四）心理咨询与心理治疗的原则

1. 良好的医患关系原则

良好的医患关系原则是心理治疗的一个重要条件。来访者只有对治疗师拥有充分的信任感和权威感，才能够接受治疗师提供的各种信息，建立治疗动机，并能无保留地倾诉个人心理问题的细节，为治疗师的准确诊断及设计、修正治疗方案提供可靠的依据。同时，治疗师向来访者提出的各种治疗要求也能得到遵守和认真执行。能否建立良好的医患关系，主要责任在治疗师一方，这是检验心理治疗师是否成熟、称职的重要条件。

2. 保密原则

心理咨询或治疗常涉及来访者的各种隐私，给来访者带来很大的压力，甚至会危及其生存问题，所以要坚持保密原则，不得将来访者的具体资料公布于众，即使在教学或学术交流中不得不详细介绍来访者的资料时，也应隐藏其真实身份。坚持保密原则也是为了维护心理治疗本身的声誉及权威性。

3. 计划原则

在治疗过程中应根据来访者的具体资料，事先设计治疗程序，包括方法的选择、时间的安排、疗程、目标等，并预测治疗中可能出现的变化及准备采取的对策。在治疗过程中，应详细记录各种变化，形成完整的病案资料。

4. 针对原则

心理治疗方法有多种，每一种心理疗法都有一定的适应证。采用何种心理疗法应根据来访者存在的具体问题及治疗师本身擅长的方法、设备条件等，有针对性地选择一种或数种。针对性是心理治疗取得疗效的必要保证。

5. 综合原则

有些心理问题除进行心理治疗外，还应结合药物治疗。如抑郁症、强迫症的心理治疗，应结合一定的药物治疗。此外，各种治疗方法的综合使用也有利于取得良好的疗效。

6. 灵活原则

在心理治疗过程中，治疗师应密切关注来访者的心理变化，随时根据新的情况、新的需要变更治疗程序及方法。

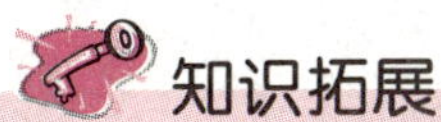

知识拓展

心理咨询与政治思想教育的主要区别

1. 理论基础不同：心理咨询的理论基础是各种心理治疗的学派理论、人格心理学、变态心理学等。政治思想教育是以马列主义、毛泽东思想、辩证唯物主义等为理论基础。

2. 工作方法不同：心理咨询重在聆听、疏导，一般是采取自愿原则，来访者与咨询师之间关系平等，以来访者为中心，对咨询内容保密。政治思想教育重在传授、灌输，常采用主动方式，根据工作的需要来实施教育，并努力促进教育对象的转变。

3. 工作重心和效果评价标准不同：心理咨询的工作重心是帮助来访者消除和缓解心理症状，调节情绪、平衡心态、矫正行为，促进其人格向健康、协调的方向发展，侧重于心理层面。衡量其工作成效的标准是促进来访者心理健康的程度。政治思想教育的工作重心在于提高人的思想政治觉悟和道德品质，调动人们的积极性，以保证各项政治经济任务的完成，侧重于人的思想层面。衡量其工作成效的标准是个体的思想觉悟和认识能力提高的程度。

7. 中立原则

治疗师应对来访者谈话中涉及的道德问题保持中立，不做评判，对来访者的生活言行也不宜批评和指责。心理咨询与心理治疗的目的主要是帮助来访者自我成长，在心理咨询与心理治疗过程中，治疗师不能为来访者做任何选择，要让来访者自己做决定。

8. 回避原则

心理咨询与心理治疗中常涉及个人隐私，交谈十分深入，因此不宜在熟人之间做此项工作。

二、心理咨询

（一）心理咨询的对象

心理咨询面对的主要是有心理问题的正常人。工作的对象主要分为三大类：一是精神正常，但遇到了与心理有关的现实问题并寻求帮助的人群；二是精神正常，但心理健康出现问题并寻求帮助的人群；三是特殊对象，即临床治愈的精神疾病患者。其中，心理咨询最主要的对象是健康人群或存在心理问题的亚健康人群，而不是病态人群。病态人群(如精神分裂症、躁狂症等患者)是精神科医生的工作对象。

（二）心理咨询的形式

1. 门诊咨询

门诊咨询是心理咨询最常见和最主要的形式。在精神卫生中心、综合医院、高等院校及一些社会机构可开设心理咨询门诊。门诊咨询能与来访者面对面地交流，进行双向信息反馈，咨询较深入，能随时发现并及时解决问题，效果较好。

2. 电话咨询

电话咨询在处理急性情绪障碍、防止自杀等危机干预方面，有其不可取代的作用。对一些不愿面谈或怕暴露身份的人，通过电话咨询也比较方便。电话咨询的优点是方便、迅速、及时。

3. 互联网咨询

由于互联网的发展和普及，通过网络文字、语音、视频进行心理咨询也已成为一种趋势。互联网咨询的优点是简便易行，不受距离限制。

4. 信件咨询

在心理咨询开展的早期往往采取信件咨询的形式，能初步了解一些情况。但随着通信的发展，信件咨询越来越少。

5. 专题咨询

专题咨询是指利用报纸、杂志、电台等传媒开展的咨询。主要针对大众关心的心理问题进行专题讨论。专题咨询的优点是用于普及心理卫生知识，适用于对共性问题进行宣传教育；缺点是无法针对个性问题进行具体的阐述。

（三）心理咨询的常用技巧

心理咨询的技术很多，目的都是帮助来访者自我成长。最基本的技术有倾听、共情、真诚、积极关注等。

1. 倾听技术

倾听是咨询师获取和理解来访者所表达信息的过程，是心理咨询的基本技术，也是建立良好咨询关系的基本要求。倾听既可表达对来访者的尊重，也可使对方在比较宽松和信任的氛围下诉说自己的烦恼，有助于来访者不良情绪的宣泄，也有利于咨询师了解来访者的情况。

好的倾听本身也可以说是一种治疗手段。咨询师要能设身处地地倾听，态度认真、有兴趣，并适当地表示理解；不要带偏见，不要对来访者做价值评判；对来访者所讲的内容不要表现出惊讶、厌恶或轻视的反应，不要随意打断来访者的诉说，不要急于下结论，要给予倾诉者无条件的尊重和接纳。咨询师可以通过言语和非言语的方式对来访者的倾诉做出反应，如“嗯”“噢”“是的”“真有意思”等，以及点头、目光注视、微笑等。倾听时不仅要听懂来访者的言语、表情、动作等所表达出来的信息，还要听出来访者在交谈中所省略的和没有表达出来的内容或隐含的信息，甚至是来访者自己都不知道的潜意识的内心活动。

倾听不是被动的活动，而是一种主动、积极地对来访者传达的全部信息做出反应的过程，只有这样才能更好地鼓励来访者叙述并促进咨询关系，同时也是为了深入了解、澄清问题，促进咨询师和来访者更好地了解彼此。

2. 共情技术

“共情”一词，又称“神入”“通情”“同理心”等。按照罗杰斯的观点，共情是体验别人的内心世界，就好像体验自己内心世界一样。共情可以理解为：①咨询师从来访者内心的参照体系出发，设身处地地体验来访者的精神世界；②运用咨询技巧把自己对来访者内心体验的理解准确地传达给对方；③引导来访者对其感受做进一步思考。

共情被认为是心理咨询中影响咨询关系建立和发展的首要因素，是心理咨询的基本特质，也被认为是一种治疗要素。咨询师使用共情技术时，所表达的内容通常包括两部分：一部分是简述来访者所叙述的内容，另一部分是来访者所感受到的情绪。咨询中缺乏共情或共情水平过低容易使咨询过程出现障碍。

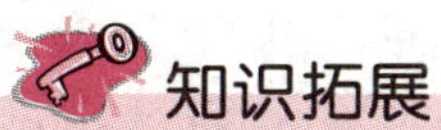

卡可夫共情质量的五个水平

共情的水平有高低之分，美国心理学家卡可夫将共情划分为五个不同的水平，从对咨询关系只起破坏作用的共情水平到咨询师具有相当准确理解的共情水平，其中水平3是可接受的最低水平反应。

案例：

来访者：“我已尝试同我父亲和谐相处，但的确行不通。他对我太严厉了。”

水平1咨询师：“我相信将来总会行得通的。”咨询师的反应仅是一个问题或否认、安慰、建议。没有理解，也没有指导。

水平2咨询师：“你与你父亲的关系正处于困难时期。”咨询师的反应只注重信息内容，而忽略了情感。没有理解，有些指导。

水平3咨询师：“你尝试与你父亲相处，但又不成功，因而感到沮丧。”咨询师对内容，同时也对意义或情感都做出了反应。有理解，没有指导。

水平4咨询师：“你似乎无法接近你父亲，所以感到沮丧。你想让他对你宽容些。”咨询师对来访者做出了情感反应，并指出对方的不足。既有理解，又有指导。

水平5咨询师：“你似乎不能接近你父亲，所以感到沮丧。你需要他对你宽容些。你可以采取这样一个步骤，即向你父亲表达出你的这种情感。”咨询师对来访者的内容均做出了反应，并提供了行动措施，如“向你父亲表达出你的这种情感”，理解、指导和行动都有，这是最准确的共情。

3. 真诚技术

真诚是指在咨询过程中，咨询师应以“真正的我”出现，表里如一、真实可信，而不是让自己隐藏在专业身份的后面，扮演一个完美的咨询师角色。咨询师真诚的表现是开诚布公，言行一致，表达自我，不怕暴露自己的短处，不戴面具，大方自然。真诚在咨询过程中具有重要意义，一方面，可以为来访者提供一个安全自由的氛围，能让来访者知道可以表露自己的软弱、失败、过错，切实感到被接纳和关爱；另一方面，咨询师的真诚坦白可以向来访者提供一个良好的榜样，使来访者受到鼓励，以真实的自我和咨询师交流，更好地宣泄情感，从而发现和认识自我，并在咨询师的帮助下做出相应改变。但是真诚的表露要恰如其分，若运用不当，有时会起反作用。

4. 积极关注技术

积极关注是咨询师对来访者的言语和行为的积极面予以有选择性的关注，从而使来访者拥有正向的价值观和人生态度。积极关注涉及对人的基本认识和基本情感。心理咨询师首先必须抱有一种信念：来访者是可以改变的，他们有长处和优点，有积极向上的动力，可以通过自身的努力和外界的帮助改变现有的不适，变得更好。这一观点对于心理咨询师来说是非常重要的。积极关注不仅有助于建立咨询关系，促进沟通，而且具有咨询效果。尤其是对那些自卑感强或因面临挫折而“一叶障目不见泰山”者，咨询师的积极关注往往能帮助他们全面地认识自己和周围，看到自己的长处、光明面和对未来的希望，从而树立信心，消除迷茫。

5. 询问技术

询问是心理咨询最常用的技术之一。询问可以促进与来访者的交流，提高来访者的内省。

询问可分为开放式询问和封闭式询问两种类型。开放式询问常使用“什么”“怎样”“为什么”等词来发问，要求来访者对有关的问题、事件、情感给予较为详细的解释和说明。这种询问的目的在于扩大叙述信息，获得深层次、更详细的资料，被认为是最有用的了解来访者的技巧。封闭式询问常使用“是不是”“对不对”“有没有”等词，回答也是“是”“否”等简单答案。这种询问常用来收集资料并加以条理化，澄清事实，获取重点，缩小谈话范围，控制谈话主题。在咨询过程中，应将两种询问方式结合使用，但不宜过多使用封闭式询问，否则会剥夺来访者充分表达自己的机会。

三、心理治疗

心理治疗的方法很多，数量可达数百种，每一种心理治疗方法都有其特有的内涵。本节主要从临床心理护理的角度介绍一些常用的心理治疗方法。

（一）支持性心理治疗

支持性心理治疗（supportive psychotherapy）是指护士应用心理学的理论与技术为患者提供精神支持的心理治疗方法，又称一般性心理治疗，是所有特殊心理治疗的基础，也是护士进行心理护理临床实践最基本、最常用的方法之一。

1. 理论基础

当人们遇到挫折、压力或灾难时，会产生一系列心理和生理的改变，此时人们常通过心理调节系统，试图采取有效的方法去解决问题，但当问题特别严重，超过个体的心理调节能力时，就需要得到外界的帮助来增强心理调节系统的功能，以达到缓解负性情绪的目的。支持性心理治疗是护士在与患者建立良好的护患关系的基础上，应用心理学的知识和方法，采取倾听、鼓励、解释、保证等方式，帮助和指导患者分析并认识当前所面临的问题，使其发挥自身优势，正确面对困难或压力，以度过心理危机，达到治疗的目的。

2. 治疗方法

（1）倾听：是支持性心理治疗的主要技术，其核心是鼓励患者诉说其面临的问题、感受和需要。通过倾听，一方面使患者被压抑的情感或痛苦得以表达和宣泄，另一方面能使护士深入了解患者的心理活动、心理需要及可能存在的心理问题。在倾听过程中，护士要有耐心，要以共情的心态倾听，理解对方的感受，让患者感受到来自护士的支持。

（2）鼓励：主要是针对消极悲观、缺乏自信的患者。鼓励可使患者充分发挥主观能动性，调动其潜在能力，增强克服困难及治疗疾病的信心。如在临床上，患者总是将疾病看的过分严重，对病情过分担忧，消极悲观，此时护士应以多种形式对患者进行鼓励。如用医学知识客观评价患者的病情，用患者的每一个进步来进行行为强化，介绍其他患者战胜疾病的事例等，使患者充分认识到对自己有利的方面，树立治疗的信心。护士在鼓励患者时，方法要适当，不切实际的鼓励或让患者去追求其不可能达到的目标，结果会适得其反。通常鼓励患者迈出一小步，循序渐进，成功的概率则会增加，患者每一次成功的经验都会增强其自信心并成为其不断进步的动力。

(3)解释与指导：解释是护士针对相关问题进行说明；指导是护士对患者提出行动建议，采取适当的方法解决问题。有些患者的烦恼、焦虑是由于缺乏相关知识或受不正确观念的影响而产生的，在这种情况下，护士可提供正确的知识，纠正患者错误的想法，消除烦恼的来源。如患者在做 CT、B 超、核磁共振等检查时，护士要提前告知患者检查的时间、饮食等方面的注意事项、检查前的准备、检查中的配合和检查后可能出现的不适等。适当的解释与指导可以减轻患者的心理焦虑。

(4)保证：当患者存在明显的紧张、焦虑等负性情绪或处于危机状态时，为消除患者的疑虑、纠正患者的错误观念、给予患者心理上的支持，适当的保证是非常有益的，但这种保证必须建立在以充分的事实为依据的基础上，能使患者深信不疑，这是取得效果的前提。如当患者过分担心疾病的疗效和预后时，护士只要稍有把握，就尽量用积极和肯定的语言进行回答，以消除患者紧张焦虑的情绪，使其能更客观地看待自身的病情。

(5)积极语言：是指赞美、信任和期待的话语。“良言一句三冬暖”，积极语言能使患者感受到社会支持，增强自我价值感。在护理工作中，护士恰如其分地运用积极语言，使患者心情愉快、感到温暖，有益于患者的身心健康，可起到促进治疗的作用。常用的积极语言有：①安慰性语言，对患者表示同情和安慰。如“您的病不算严重，很快会好的”；②鼓励暗示性语言，鼓励患者树立战胜疾病的信心。如“您的病能够治好 ”“您今天看起来好些了”“这种药治疗您这种病效果很好”等；③关心体贴性语言，护士主动对患者嘘寒问暖，体贴关心患者，使患者感受到温暖，增强其战胜疾病的信心和力量。如“今天身体感觉好些了吗”“今天天气变冷，注意保暖”等。

心理支持是所有护士都可以应用的基本的心理干预方法，多用于感到环境的严重压力和紧张，或患有癌症或绝症等造成精神上难以抵御和补偿的病例，这些患者需要心理上的支持和疏导。护士应学会支持性心理治疗并广泛应用到护理实践中，以有效提高护理质量。

(二)行为疗法

行为疗法(behavior therapy)是指以行为学习理论为指导，按照一定的治疗程序来消除或纠正人的不良行为的一种治疗方法。行为疗法是当代心理疗法中影响较大的派别之一，是由数名研究者依据行为学习理论而创立的若干种治疗方法的集合。代表人物有华生、斯金纳等。

1. 理论基础

行为疗法的理论基础是行为学习理论(learning theories of behavior)。行为学习理论认为，个体的正常行为和病态行为都是通过学习获得的，如果对行为学习的各个环节进行干预，就可以矫正问题行为，进而治疗和预防疾病。行为学习理论主要有经典条件反射、操作性条件反射和社会学习理论。

(1)经典条件反射：是由俄国生理学家巴甫洛夫在研究狗的消化腺的生理功能时提出的。所谓经典条件反射是指某一中性刺激(如铃声)反复与一个原来就能引起某种反应的非条件刺激(如食物)相结合进行强化，最终使中性刺激成为条件刺激，引起了动物原本只有非条件刺激才能引起的行为反应。中性刺激与非条件刺激在时间上的结合称为强化，强化的次数越多，条件反射就越稳固。当条件刺激不被非条件刺激所强化时，就会出现条件反射的抑制，主要有消退、抑制和分化。条件反射建立以后，如果多次只给予条件刺激而不用非条件刺激加以强化，条件反射的反应强度将逐渐减弱，最后将完全不出现。

许多正常或异常的行为反应，可以通过经典条件作用而获得。如打针可引起儿童疼痛、害怕等反应，如果长期生病打针，儿童不仅看到注射器就会产生条件反射性恐惧，而且某些原本与此无关的环境刺激，如护士的出现，也可引起其恐惧反应的行为表现。

(2)操作性条件反射：是根据美国心理学家斯金纳(B. F. Skinner)等人的实验而提出来的。操作性条件反射与经典条件反射不同的是，经典条件反射是给予刺激后出现反应(或行为)，而操作性条件反射则是反应(或行为)在先，刺激在后。如果刺激是奖励性的，则该行为发生的频率倾向增加，称为正强化；反之，该行为出现的频率倾向减少，称为负强化。操作性条件反射重视行为结果对行为本身的作用。任何与个人需要相联系的环境刺激，只要反复出现在某一行为之后，都有可能对这种行为产生影响。人类的正常行为和异常行为，都可以用操作性条件反射理论来解释。如小孩为了要玩具而哭闹，每次大人都满足其要求，久而久之则容易养成要赖的性格。

(3)社会学习理论：社会学习理论提出了另一种学习形式，称为观察学习或模仿学习，认为人类大量行为的获得不是通过条件作用进行的，而是通过模仿学习获得的。

美国心理学家班杜拉(A. Bandura)曾对儿童的攻击行为进行研究：把66名儿童随机分成三组，观看成人攻击塑料玩具人的录像。第一组儿童看到的录像是成人攻击行为受到赞扬，为奖励组；第二组儿童看到的录像是成人攻击行为受到指责，为惩罚组；第三组儿童看到的录像中无赞扬也无指责，为对照组。看完录像后，让儿童到一个摆满塑料玩具人的房间中自由玩要10分钟。结果发现，三组儿童都出现模仿成人攻击塑料人的行为，但第一组和第三组发生率较高。实验说明，无论是否受到强化，模仿学习都有可能发生。

根据模仿学习理论，人类的许多行为特别是社会行为可以通过模仿学习而形成。如家庭中父母的粗暴行为，对儿童有不良的示范作用；手术后患者的疼痛呻吟、应对方式等，对同病房的其他患者可能会产生消极的示范作用。

2. 治疗方法

行为学习理论认为，无论是正常行为还是异常行为，都产生于学习，所以学习就是行为疗法实际治疗的主要手段。行为治疗就是通过重新学习，使患者改变不适应行为，建立正常的行为方式。行为治疗的方法很多，常用的治疗方法如下。

(1)系统脱敏疗法(systematic desensitization)：是利用情绪焦虑和放松训练两个过程的交互抑制来达到治疗目的。它应用的是经典条件反射的原理，在相应情境引起焦虑和恐惧反应时，即用放松训练过程来与之相对抗，在反复的练习中逐渐消退患者已形成的条件反射，直至患者不再对相应情境过度反应而脱敏。系统脱敏疗法的实施包括以下三个步骤：①建立焦虑等级，找出所有引起患者出现症状(如焦虑、恐惧等)的相应情景，并让患者报告对每一情景感受的主观程度，然后按由弱到强的排序制订焦虑等级(表6-5)；②放松训练，一般需要练习6~10次，每次半小时，每天1次或2次，以达到全身肌肉能迅速进入松弛状态为合格；③逐级系统脱敏，要求患者在放松状态下，按照焦虑等级由弱到强进行想象或实际脱敏训练，遵循“放松—刺激—焦虑—放松”的治疗规律。当低等级的情境已无法使患者感到紧张害怕后即可进入高一等级的训练，直至达到预先设定的目标。

表6-5　手术恐惧患者的焦虑等级

刺激	焦虑等级
听说自己要做手术	1
等待确定手术具体时间	2
与主刀医生交谈手术事项	3
看到其他患者接受手术	4
做手术前相关准备	5
接受手术	6

临床上许多患者对疾病过分担心，或对检查、手术过于恐惧，护士可运用系统脱敏疗法来消除患者的不良情绪，使患者顺利接受治疗。

(2)冲击疗法(implosive therapy)：又称满灌疗法，是在细心控制的环境下，让患者持续一段时间暴露在现实或想象中，在唤起强烈焦虑或恐惧的刺激情境中，使其出现最大限度的焦虑或恐惧体验，此时如果没有真正可怕的事情发生，紧张、焦虑便会明显减轻。冲击疗法是一种较强烈的治疗方法，在治疗之前除要将治疗方式与患者讲清，征得患者同意外，还应对患者进行必要的体格检查，排除心脑血管、癫痫、哮喘等疾病。

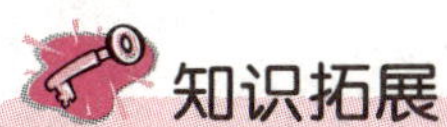

知识拓展

冲击疗法案例

李某，女，28岁，医师，因害怕花圈寻求治疗。体检未见明显异常。经认真协商达成实施冲击疗法的协议。

在一间狭小的治疗室内，四壁贴上花圈图案，室内放置十几个大花圈。李某进入治疗室内后，呼吸加快，全身战栗，手足无措。突然，哀乐声响起，李某返身退出，但门窗紧闭，无路可逃。李某尽量躲避花圈，无奈房间狭小，花圈近在咫尺。李某大汗淋漓，呼吸急促，喘息不止，跌坐在椅子上。40分钟后，颤抖慢慢减轻，呼吸逐渐平稳，虽一脸疲惫，但如释重负。第二次治疗方法同前，但李某几乎没有明显的情绪反应和自主神经反应。

(3)厌恶疗法(aversion therapy)：是通过附加某种不良刺激，使患者在进行不适行为时，同时产生令其厌恶的心理或生理反应的方法。如果反复如此实施，使患者的不适行为与厌恶反应建立了条件联系，以后尽管取消了附加刺激，但只要患者进行这种不适行为，厌恶体验依旧产生，为了避免厌恶体验，患者不得不中止或放弃原有的不适行为。常用的厌恶刺激有电刺激、药物刺激、想象刺激等。厌恶疗法可用于矫正各种不良行为，包括酒瘾、烟瘾、性变态行为、儿童不良行为等。

(4)正强化(positive reinforcement)：是一种以操作性条件反射为理论依据，通过正强化塑造和巩固某一行为的方法。其操作有三个步骤。①确定要强化的行为：确定患者哪些行为或反应是有利于疾病治疗的，可作为强化的目标；②选择强化物：按照强化物的内容可分为消费性强化物、活动性强化物、操作性强化物、社会性强化物、拥有性强化物等，也可用代币法，如小红花、代用品等。强化物的选择要注意个体差异；③强化治疗：一旦患者出现适应性行为或要塑造和巩固的行为，必须立即给予强化，直至这一行为巩固。护士可用正强化法对患者的某些适应性行为给予肯定、鼓励和赞扬，如对配合检查、表现勇敢的患儿发小红花、玩具或零食等，以调动患者配合治疗的积极性，提高护理质量和工作效率。

(5)示范疗法(modeling therapy)：是根据社会学习理论而创立的。给患者提供一个榜样，进行适宜行为示范，让患者模仿学习，获得并增强良好适应性行为。护士可以通过让患者看录像、观看其他患者的良好行为等方式来使患者克服对手术的恐惧、对各项检查的焦虑等，也可以让康复患者现身说法，调动患者对治疗的信心，激发其康复信念和求生欲望。

(6)放松疗法(relaxation therapy)：又称松弛训练，是一种按照一定的练习程序，学习有意识地控制或调节因紧张反应所造成的心理生理功能紊乱的行为治疗方法。如瑜伽等都属于放松训练。放松训练既可以单独使用，以克服一般的身心紧张和焦虑，又可以合并到其他技术(如系统脱敏疗法)中使用，以治疗有焦虑症状的心理障碍。放松疗法在临床护理中已得到广泛应用，如高血压、糖尿病、支气管哮喘及各类手术等。

知识拓展

渐进性放松的基本步骤

1. 握紧拳头—放松；伸展五指—放松。
2. 收紧二头肌—放松；收紧三头肌—放松。
3. 耸肩向后—放松；提肩向前—放松。
4. 保持肩部平直，转头向右—放松；转头向左—放松。
5. 屈颈使下颏触到胸部—放松。
6. 尽力张大嘴巴—放松；闭口咬紧牙关—放松。
7. 尽可能地伸长舌头—放松；尽可能地卷起舌头—放松。
8. 舌头用力抵住上颚—放松；舌头用力抵住下颚—放松。
9. 用力睁大眼睛—放松；紧闭双眼—放松。
10. 尽可能地深吸一口气—放松。
11. 肩胛用力抵住椅子，拱背—放松。
12. 收紧臀部肌肉—放松；臀部肌肉用力抵住椅垫—放松。
13. 伸腿并抬高 15 ~ 20cm—放松。
14. 尽可能地收腹—放松；挺腹并绷紧—放松。
15. 伸直双腿，足趾上翘背屈—放松；足趾伸直—放松。
16. 屈趾—放松；翘趾—放松。

(7)生物反馈疗法(biofeedback therapy)：是生物反馈技术在医学中的应用。加拿大巴斯马津(J. V. Basmajin)将生物反馈定义为：人借助仪器认识自身在一般情况下不能被感知到的生(病)理的微弱信息变化，并学会有意识地调控它的一种技术。运用生物反馈疗法，可把患者体内生理功能用现代电子仪器予以描记，并转换为声、光等反馈信号，使患者根据反馈信号学习调节自己体内不随意的内脏功能及其他躯体功能，以达到防治心身疾病的目的。

生物反馈的种类主要有脑电反馈、肌电反馈、皮肤电反馈、心率反馈、血压反馈等。生物反馈治疗一个疗程一般需要 4 ~ 8 周，每周 2 次，每次 30 分钟。在临床上，用此技术对患者进行反复训练，可帮助患者有意识地调节、控制内脏的生理功能，从而矫正已经发生的某些病理过程，使之恢复健康。生物反馈作为一种心理生理的自我调节技术，已得到广泛的应用，这种疗法对多种与心理社会应激有关的心身疾病都有较好的疗效，如高血压、紧张性头痛、支气管哮喘、消化性溃疡、腰背痛、儿童多动症等。

(三)认知疗法

认知疗法(cognitive therapy)是 20 世纪中期发展起来的，将认知行为理论应用于实践的疗法，是以改变患者对事物的认识为主要目标的一类心理治疗方法的总称。认知疗法包括贝克(Beck)、艾利斯(A. Ellis)等分别创立的认知疗法、理性情绪疗法等。认知疗法强调认知过程是心理行为的决定因素，个体对事件及环境的评价决定了个体的情绪和行为反应，而此评价又受个体的信念、思维方式、假设观念等认知过程的支配和影响。认知疗法就是通过改变个体的认知过程来矫正个体适应不良的情绪和行为，建立和重构功能良好的认知过程以达到良好的社会适应。

在认知疗法中，理性情绪疗法(rational - emotive therapy，RET)最为常用。理性情绪疗法是 20 世纪 50 年代由艾利斯创立的。这种理论及治疗方法强调认知、情绪、行为三者有明显的交互作用及因果关系，并强调认知在其中的作用。理性情绪疗法认为，人们的情绪障碍是由其不合理的信念造成的，这种疗法就是要以理性治疗非理性，帮助来访者以合理的思维方式代替不合理的思维方式，以合理的信念代替不合理的信念，从而最大限度地减少不合理信念给情绪带来的不良影响，通过以改变认知为主的治疗，帮助来访者减少或消除他们已有的情绪障碍。

1. 理论基础

ABC 理论是理性情绪疗法的核心理论。A 是指诱发情绪发生的事件，B 是指人们对诱发事件的认知和评价所产生的信念，C 是指由此引发的人们的情绪和行为后果。通常人们认为情绪和行为的反应直接由激发事件引起，即 A 是引起 C 的直接原因。但艾利斯认为，引起情绪反应或行为结果 C 的原因不是事件 A 本身，而是人们对事件不合理的信念 B(表 6－6)。

表 6－6　ABC 理论表

A(诱发事件)	B(对事件的解释、评价)	C(情绪、行为结果)
遇到熟人，对方没和自己打招呼	甲：他可能没有注意到我	情绪未受影响，照常生活和工作
	乙：对方故意不理我，他一定对我有意见	心情忐忑不安，情绪低落

艾利斯在之后完善了其 ABC 理论，拓展为 ABCDEF 六个部分。其中，D 是指与不合理信念进行辩论，这是治疗的关键；E 是指通过治疗达到新的情绪及行为的治疗效果；F 是指治疗后的新感觉。当人们产生不合理信念时，就要劝导干预(D)非理性观念的发生与存在，而代之以理性的观念。等劝导干预产生了效果(E)，人们就会产生积极的情绪及行为，心理的困扰因此消除或减弱，人也就会有愉悦、充实的新感觉(F)产生。艾利斯认为不合理的信念主要有以下三类。

(1)绝对化要求：是指人们以自己的意愿为出发点，对某一事物怀有其必定会发生或不会发生的信念，它通常与“必须”“应该”“完全”“绝对”这类字眼连在一起。如“我必须干得不错，必须赢得别人的赞赏”“别人必须很好地对待我”等。怀有这样信念的人极易陷入情绪困扰中，因为客观事物的发生、发展都有其自身的规律，是不以人的意志为转移的。当某些事物的发生与其对事物的绝对化要求相悖时，就无法接受，难以适应并陷入情绪困扰。

(2)过分概括化：是一种以偏概全、以一概十的不合理思维方式的表现。一方面表现为对自身的不合理评价，如做错一件事情就认为自己“一无是处”“一文不值”等。以自己做的某一件事或某几件事的结果来评价自己作为人的价值，其结果常常会导致自责自罪、自卑自弃的心理，以及焦虑、抑郁情绪的产生。另一方面表现为对他人的不合理评价，即别人稍有差错就认为他很坏、一无是处等，这会导致一味地责备他人，以致产生敌意和愤怒等情绪。

(3)糟糕至极：是一种认为如果一件不好的事情发生了，将是非常可怕、非常糟糕，甚至是一场灾难，这种想法将导致个体陷入极端不良的情绪体验，如耻辱、自责自罪、焦虑、悲观、抑郁的恶性循环之中而难以自拔。这种“糟糕至极”的想法常常是因人们对自己、对他人及对周围环境的绝对化要求而出现的，即当人们要求的“必须”和“应该”的事情并非像他们所想的那样发生时，他们就会感到无法接受这种现实，因而就会走向极端，认为事情已经糟糕到了极点。

2. 治疗方法

在理性情绪疗法的治疗过程中，最常用的技术是与不合理信念辩论，其次是理性想象技术、认知家庭作业，以及为促进患者很好地完成“作业”而提出相应的自我管理的方法。艾利斯指出，理性情绪疗法可以采用多种技术方法，但是在治疗的过程中，护士应强调改变患者的认知。常用的理性治疗技术如下。

(1)与不合理信念辩论：这一技术用于向患者所持有的关于自己、他人及周围环境的不合理信念进行挑战和质疑，从而动摇他们的不合理信念。

具体操作方法：①先从某一典型事件入手，找出引发性事件 A；②询问对方对这一事件的感觉和对 A 的反应，即找出 C；③询问对方为什么会体验到愤怒、痛苦等情绪，即由不适当的情绪及行为反应着手，找出其潜在的看法及信念等；④分清患者对事件 A 持有的信念哪些合理、哪些不合理，将不合理的信念作为 B 列出来，然后治疗者开始对患者的不合理信念 B 进行质疑，动摇患者的这些不合理信念，逐渐建立合理的信念，最后达到情绪改善的目的。

采用这一辩论技术时，护士必须积极主动、不断向患者发问，对其不合理的信念进行质疑，使其对不合理信念产生怀疑，并认识到信念的不合理性直至放弃不合理信念。一般有两种提问方式：①质疑式，针对患者的不合理信念，可直接发问，如“你有什么证据证明这一观点?”“有什么证据表明你必须获得成功?”“别人有什么理由必须友好对待你?”等。②夸张式，针对患者的不合理之处，故意提出一些夸张的问题，目的是引发患者的思考，如“如果这件可怕的事情发生了，你会因此而死去吗?”等。

(2)理性想象技术：患者的情绪困扰有时是自己给自己传播不合理信念所致，在头脑中夸张想象各种失败或不好的情境，从而产生不适宜的情绪和行为反应。理性情绪想象技术就是运用想象技术帮助患者停止这种传播的方法。

(3)认知家庭作业：是辩论在治疗时间以外的延伸，在完成作业的过程中，患者可以与自己的不合理信念进行辩论，并通过自助量表和理性自我分析向护士报告。

认知疗法已广泛应用于许多疾病或精神障碍的治疗，如抑郁症、恐怖症、焦虑症、进食障碍、药物成瘾、性功能障碍等。在临床护理中，护士运用认知疗法可以改变患者对疾病或治疗的不合理信念，树立正确积极的治病防病观念，从而消除或减少患者焦虑、抑郁、恐惧等不良情绪，使其以良好的心态参与治疗，促进其康复。

知识拓展

理性情绪疗法案例

孙某，男，23 岁，大学四年级学生。1 个多月来一直焦虑、烦躁，入睡困难，经常做噩梦。自诉：我就要毕业了，去了几家单位应聘，都未被录取。未被录用的原因是我不是名牌大学的学生，不是名牌大学的学生就会被认为水平低。我现在心情很不好，找不到工作，这四年大学白上了。

对孙某的分析如下。

事件：快毕业了却找不到工作。信念：①不是名牌大学的学生就会被认为水平低，所以才找不到工作(绝对化)。②找不到工作，大学四年就白上了(过分概括)。行为结果：焦虑、烦躁，入睡困难、做噩梦。

对孙某的治疗如下。

与不合理信念辩论：“是不是所有名牌大学的学生都能找到工作呢？所有非名牌大学的学生都找不到工作吗?”“大学学的知识和技能除了对找工作有用外，一点其他用途都没有吗?”“是不是非名牌大学的学生都被认为水平低？你问过所有人吗?”等。

经过多次辩论治疗，该学生的信念逐渐改变，焦虑、烦躁明显好转，睡眠状况明显改善。

(四)精神分析疗法

精神分析疗法(psychoanalysis therapy)是由弗洛伊德于 19 世纪末创立的，是世界上首个系统的心理治疗方法，曾在西方心理治疗领域占有重要的地位。精神分析疗法强调无意识中幼年时期的心理冲突在一定条件下(如精神刺激、环境变化等)可转化为各种神经症，如癔症、焦虑症及心身疾病等。因此，精神分析通过“自由联想”等内省方法，帮助患者将压抑在无意识中的各种心理冲突(主要是幼年时期的精神创伤和焦虑情绪体验)挖掘出来，使其引入到意识中，转变为个体可以认知的内容进行再认识，使患者重新认识自己，发展更有建设性的适应方式，并改变原有的行为模式，达到治疗的目的。

1. 理论基础

精神分析疗法起源于弗洛伊德创立的精神分析理论(psychoanalysis)，又称心理动力理论，精神分析理论包括潜意识理论、人格结构理论、性本能理论和自我防御机制理论等。

(1)潜意识理论：弗洛伊德把人的心理结构分为意识、前意识和潜意识三个层面。①意识(consciousness)：处于表层，是个体在清醒状态下能够觉察到的各种有目的的心理活动；②前意识(preconsciousness)：在意识下面，平时并不为人所知，但集中注意或加以提醒可进入意识；③潜意识(subconsciousness)：又称无意识，是个体无法直接感知的那部分心理活动。潜意识主要是那些与性和攻击性有关的内容，当被觉察到时会引起难堪和焦虑，所以常常被意识所排斥，但也常常在不经意中流露出来，如日常生活中的口误、笔误和做梦等。通过精神分析的自由联想、梦的分析或催眠等能够被发现和证实。

弗洛伊德把这三个层次比喻为漂在大海上的一座冰山(图6-1)，意识相当于露在水面的那一小部分，而潜藏在水面下的那一大部分就是潜意识。潜意识虽然不被意识所觉察，但它对人的心理活动却起着巨大的作用，潜意识几乎是各种精神活动的原始动力。因此，精神分析认为，人的各种心理、行为并非完全由个体的意志所决定，而是被潜意识中的欲望、冲动等决定。被压抑在潜意识中的各种欲望或观念，如果不能被允许进入到意识中，就会以各种变相的方式出现，可表现为心理、行为或躯体的各种病态。

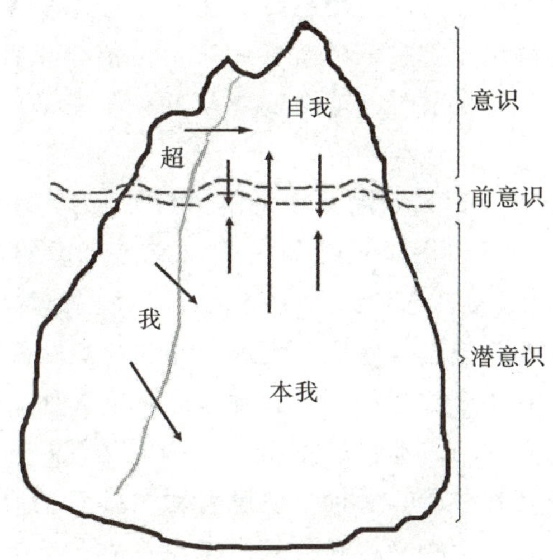

图6-1 心理动力理论示意图

(2)人格结构理论：弗洛伊德在潜意识理论的基础上提出了人格结构学说，认为整个人格由本我、自我和超我三大系统组成。①本我(id)：是人格结构中最原始、最隐私的部分，处于潜意识的深层，由先天本能、基本欲望组成，包括来自对基本生理需要满足的知觉和记忆的所有欲望。本我是一切心理能量之源，按“快乐原则”行事，它不理会社会道德和外在的行为规范，其唯一的要求是获得快乐，避免痛苦。它是无意识的，不被个体所觉察。②自我(ego)：是自己可意识到的执行思考、感觉、判断或记忆的部分。自我的功能是寻求“本我”冲动得以满足，同时保护机体不受伤害，它遵循的是“现实原则”，为本我服务。③超我(superego)：是理想的“自我”，代表一个人的良知和良心，是心灵的道德知觉和个体的理想抱负。它是个体在成长过程中通过内化道德规范，以及社会和文化环境的价值观念而形成的，其功能主要在于监督、批判及管束自己的行为。超我要求自我按社会可以接受的方式去满足本我，它所遵循的是“道德原则”。

弗洛伊德认为，人格是由本我、自我和超我三个系统交互作用构成的，是在企图满足无意识的本能欲望及努力争取符合社会道德标准两者长期冲突的相互作用中发展和形成的。在一个健康的人格之中，本我、自我和超我三者之间的作用是平衡的，自我在本我和超我中间起协调作用，使两者之间保持平衡。如果本我、自我和超我三种力量不能保持这种动态平衡，就会出现各种精神障碍和病态行为。

2. 治疗方法

(1)自由联想(free association)：是精神分析的基本手段，经典的做法是：让患者在一个比较安静、光线适宜的房间内，躺在沙发上随意进行联想，治疗师则坐在患者身后倾听，并鼓励患者把原始的想法讲出来。一般来说，治疗师往往鼓励患者回忆从童年起所遭遇的一切经历或精神创伤与挫折，从中发现那些与病情有关的心理因素。自由联想法的最终目的是发掘患者压抑在潜意识内的致病情结或矛盾冲突，把它们带到意识领域，使患者对此有所领悟，并重新建立现实性的健康心理。

(2)阻抗(resistance)：是指患者心理内部(潜意识)对治疗过程的抗拒力，以防止痛苦在意识中重现。患者的症状往往是其人格防御机制的一部分，并且病症也使其从中获益，所以要使患者放弃原来的症状并不是一件容易的事，患者要加以对抗也是正常的。阻抗有多种表现方式，如迟到或擅自取消约会、对治疗师的问题加以回避、取悦治疗师、将谈话重点指向治疗师、沉默等。精神分析治疗中，治疗师需要对阻抗进行处理，要向患者进行澄清和解释。

(3)移情(transference)：是指患者将过去的情感转移到治疗者身上，对现实进行反映时总是不可避免地夹杂过去的经验和情感。移情一般可分为正移情和负移情，正移情如依赖、顺从、爱恋等，负移情如气愤、憎恨、攻击、不信任等。

在精神分析治疗中，治疗师关注移情的作用主要表现为：通过移情，可以使患者潜意识中的冲突、痛苦得以重现；移情是治疗师了解患者潜意识的重要线索，是治疗患者的重要手段。因为当患者了解了自己的移情，并意识到这是自己的投射时，就会逐步从这种不正常的状态中走出来，把握好现实的关系，达到领悟和修通。

(4)释梦(dream interpretation)：弗洛伊德在《梦的解析》中提出“梦乃是做梦者潜意识冲突或欲望的象征；做梦者为了避免被人觉察，所以用象征性的方式以避免焦虑的产生”“通过对梦的内容加以分析，以期发现这些象征的真谛”。通常在患者叙述完梦的内容后，要患者就梦的情境加以自由联想，治疗师根据患者对梦的内容所产生的联想进行分析，直到弄清这场梦的欲望和冲突的真意。

(5)阐释(interpretation)：是在治疗过程中，治疗师向患者阐释他所叙述的心理问题的潜意识含义，帮助患者克服阻抗，使被压抑的心理问题不断暴露出来。阐释是精神分析中最常使用的技术。要揭示症状背后的无意识动机，消除阻抗和移情的干扰，使患者对其症状的真正含义达到领悟，阐释是必不可少的。阐释的目的是让患者正视他所回避的问题或尚未意识到的问题，使无意识的内容变成有意识的内容。

精神分析疗法主要适用于各种神经症患者、某些人格障碍者、心境障碍者，以及心身疾病的某些症状的治疗。

(五)其他疗法介绍

1. 当事人中心疗法

当事人中心疗法(client - centered therapy)是由美国心理学家罗杰斯(C. Rogers)于1940年创立的，是人本主义学派的代表疗法。人本主义理论学派认为，每个人都有一种发展自身潜能的内在倾向，包括生物潜能和心理潜能，心理潜能的最高层次是自我实现，能达到这一层次就是最有价值的，也是最健康的。

当事人中心疗法强调调动来访者的主观能动性，发掘其潜能，不主张给予疾病诊断，治疗则更多地采取倾听、接纳与理解，即以来访者为中心的心理治疗。此疗法的根本原则是人为地创造一种完全无条件的积极尊重气氛，使来访者能在这种氛围下修复其被歪曲和受损的自我实现潜力，重新实现自我实现和自我完善。治疗目标主要是帮助来访者探索自身内部的心理资源，更好地处理现在和将来的问题。因此，人本疗法着重强调建立具有治疗作用的关系，以真诚、尊重和理解作为基本条件。罗杰斯认为，当这种关系存在时，个体对自我的治疗就会发生作用，而其在行为和人格上的积极变化也会随之出现。因此，治疗师应该与来访者建立相互平等、相互尊重的关系，使来访者处于主动的地位，学会独立做出决策。在操作技巧上，这一疗法反对操纵或支配来访者，主张在谈话中采取不指责、不评论、不干涉的方式，鼓励来访者言尽其意，直抒己见，以创造一个充满真诚、温暖和信任的气氛，使来访者无忧无虑地放开自我。

当事人中心疗法的主要治疗技术有真诚、无条件的积极关注和共情。这三种技术都是围绕着与来访者建立开放、信任的相互关系而进行的，目的是帮助来访者达到自我了解和促进自我成长。

2. 暗示疗法

暗示疗法(suggestion therapy)是利用语言、动作或其他方式，也可以结合其他治疗方法，使被治疗者在不知不觉中受到积极暗示的影响，从而接受治疗者的某种观点、信念、态度或指令，以解除心理上的压力和负担，实现消除疾病症状或加强某种治疗效果的目的。

暗示是一种普遍的心理现象，是人类最简单、最典型的条件反射。暗示的治疗作用在于对被治疗者产生影响，引起一系列的生理、心理和行为的变化。如格雷厄姆(W. Graham)在1960年所做的“诱导”实验使荨麻疹与雷诺病的受试者皮肤温度发生了与原病症相反的改变。

暗示治疗的具体方法有很多，临床常用的有语言暗示、药物暗示、手术暗示、情境暗示等。此外，护士对患者的鼓励、安慰、解释、保证等也都有暗示的成分。暗示疗法在心理治疗中有重要作用，但暗示疗法往往不作为一种独立的治疗体系，而是广泛应用于各种心理治疗和心理护理过程中。

3. 音乐疗法

音乐对人的心理的影响，主要是通过对情绪的影响而实现的。在音乐节律的调节下，人的情绪内在的节律也会产生相应的共鸣，唤起各种情绪反应。音乐疗法(music therapy)是以音乐的实用性功能为基础，按照系统的治疗程序，应用音乐或音乐相关体验作为手段治疗疾病或促进身心健康的方法，如降低血压、减轻疼痛及消除紧张等。

音乐疗法主要是运用与音乐相关的手段，如听、唱、演奏、创作、律动等音乐艺术形式，使被治疗者产生相关体验，达到治疗的目的。治疗方法可分为接受式音乐治疗、即兴式音乐治疗和再创造式音乐治疗。接受式音乐治疗包括聆听、歌曲讨论、音乐引导想象等方法；即兴式音乐治疗包括器乐即兴、口头即兴等方法；再创造式音乐治疗包括歌曲创作、乐曲创作、音乐心理剧等。

（汤雅婷）

第三节　心理护理

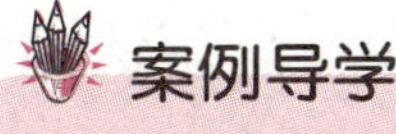

案例导学

高血压患者

钱某，男，43岁，某机关干部。因高血压而住院，测得血压185/112mmHg，心率98次/分，否认有其他病史，嗜烟酒，其父亲有高血压脑出血病史。该患者工作勤奋，性情急躁，竞争意识强，主诉头晕、心悸、烦躁不安，入睡困难，担心预后不良。

请思考：如果你是责任护士，如何为该患者制订一份心理护理计划？

一、心理护理概述

心理护理(mental nursing)是指在护理的全过程中，护士通过各种方式和途径(包括主动运用心理学的理论和技能)，积极地影响患者的心理活动，帮助患者在自身条件下获得最适宜身心状态的过程。

从广义上讲，心理护理是指护士不拘泥于具体形式，给护理对象的心理活动以积极影响的一切言谈举止。从狭义上讲，心理护理是指护士主动运用心理学的理论和技能，按照程序，运用技巧，将护理对象的不佳身心状态调控至最适宜状态的过程。

心理护理是现代护理模式——整体护理的核心，它作为具体的护理方法，与其他护理方法融会贯通，共存于整体护理的始终。如腹壁结肠造口的护理，护士要教会患者自行处理腹壁结肠造口的操作技巧(躯体护理)，并对患者关心、体贴、热情，理解患者存在的巨大心理压力(心理护理)。

与其他护理相比，心理护理的作用主要体现在以下几方面。

1. 有效的信息沟通

监测患者的心理状态是心理护理的核心作用，其中包括评估患者的信息水平及患者对信息的反应，继而决定有无必要向其提供信息。在医疗实践中，获得良好信息支持的患者及其家属容易达成较适宜的身心状态；而未获得信息支持的患者及其家属容易出现焦躁不安，并期待与医护人员做更充分的信息沟通。

2. 给予情感支持

给予患者情感支持旨在帮助患者感到更安全、更舒适，有利于患者获得更适宜的身心状态，这是心理护理的核心部分。

3. 提高医疗效果

有效的心理护理能巩固医学治疗的成效，更好地促进患者康复。如果忽视心理护理，医学治疗的预期有时会大打折扣，会影响医生为治疗所付出的努力，降低完全治愈患者的可能性。

4. 调动患者潜能

心理护理需要以调动患者主观能动性的方式达成助其解决问题的目标。只有患者认识到自身问题并有解决问题的欲望，其自身内在潜能才能得以调动，针对其实施心理护理才能真正奏效。

二、心理护理的目标与原则

(一)心理护理的目标

1. 满足患者的合理需要

了解和分析患者的不同需要是心理护理需达到的首要目标。当护士及时恰当地了解患者的需要并帮助其解决时，患者会感到舒适，病痛也会得到减轻。

2. 提供良好的心理环境

创造一个有利于患者康复的良好的心理与医疗环境是做好心理护理的前提。护士尊重患者，对患者态度热情、和蔼可亲，对患者的诉说认真倾听，使患者感到亲切，从而产生信任感，有利于患者保持适宜的心身状态。

3. 消除不良情绪反应

及时发现患者的不良情绪，及早采取多种措施缓解或消除患者的不良情绪是心理护理的关键。心理护理实施越早，效果越好。

4. 提高患者的适应能力

调动患者战胜疾病的主观能动性是心理护理的最终目标。

（二）心理护理的原则

1. 交往原则

心理护理是在护士与患者的交往过程中完成的，通过交往可以交流感情、协调关系、满足需要，减少患者的孤独、焦虑、恐惧等心理反应。交往可以帮助患者保持良好的心理状态，护士在与患者的交往中应起主导作用。

2. 启迪原则

护士给患者进行心理护理，必须不断运用医学知识、医学心理学知识向患者宣传解释，给患者以启迪，从而消除患者对疾病的错误观念和错误认识，使患者对待疾病、对待治疗由被动转为主动。

3. 针对性原则

心理护理无统一的模式，应根据每个患者在疾病不同阶段所出现的不同心理状态，分别采取各种有针对性的护理措施。要使护理工作有针对性，就要在交往中不断观察、交谈，启发患者倾诉自己内心的痛苦、烦恼，以便及时掌握患者的病情和心理状态。

知识拓展

心理护理的三个层级见表6－7。

表6－7　心理护理的三个层级（Keith Nichols，2003）

心理护理的层级	主要内容
一级：察觉	察觉患者的心理问题 以患者为中心的倾听 以患者为中心的交流 对患者心理状态的察觉：相关行为
二级：干预	评估患者的心理状态：数据记录 信息和教育护理 情绪的护理 提供咨询护理
三级：治疗	心理治疗

4. 自我护理原则

自我护理是奥瑞姆于1971年提出的护理理论，是一项为了自己生存、健康及舒适所进行的自我实践活动，包括维持健康、自我诊断、自我用药、自我治疗、预防疾病和参加保健工作等。良好的自我护理被认为是心理健康的表现，坚持自我护理和争取自理权的患者比那些由护士代劳的患者恢复的要快得多。在心理护理过程中，护士引导患者以平等的地位参与到自身的治疗和护理活动中，有助于维持患者的自尊及自信，利于疾病的康复。

三、心理护理程序

心理护理程序是按照护理程序对患者的心理反应进行有计划的、系统的护理。按照心理护理程序对患者实施心理护理，能够保证患者得到完整的、连贯的、具有专人负责的管理。依据护理程序，心理护理程序可分为以下五个基本步骤（图6－2）。

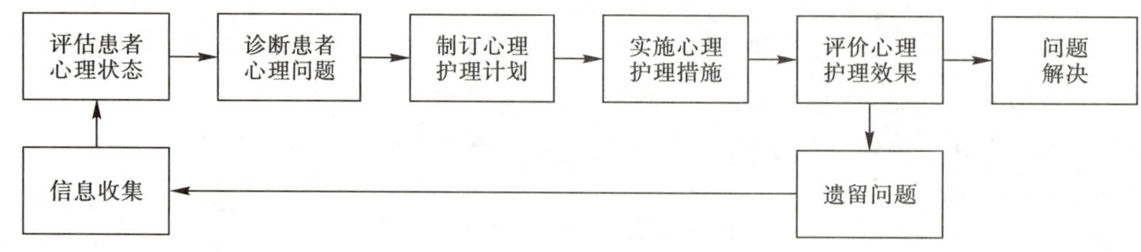

图 6－2　心理护理程序图

（一）心理护理评估

心理护理评估是通过收集资料并进行分析，找出患者现存的或潜在的心理健康问题的过程。患者的心理需求、对疾病的心理反应以及与其相关的其他因素是护士在收集资料的过程中最应关注的问题。对患者实施心理评估的主要内容有以下几个方面。

1. 患者的心理需求

疾病本身带来的身体痛苦、环境的改变、各种检查和治疗措施等，都有可能使患者原有的心身平衡状态被打破，不断产生新的心理需求，如对疾病信息的需求、安全的需要等。护士应充分了解患者的心理需求，根据其具体情况进行评估。如询问患者目前主要考虑的问题是什么、对疾病的看法、对住院的感受、对护理工作的要求等。护士了解到患者的心理需求，也就找到了心理护理的切入点。

2. 患者的心理反应

患者对各种状况的心理反应由于受到其人格特征、社会背景等因素的影响往往千差万别。如首次住院的患者，可能难以适应住院环境而导致睡眠不好，情绪容易变得焦躁；手术患者，心中充满恐惧；未得到明确诊断的患者，容易心神不宁、焦虑不安。同样的事情对于不同的患者，各有其独特的意义，对于患者心理反应的评估，护士必须从患者的角度出发，进行深入挖掘，尽可能多地了解疾病给患者带来的改变及对患者的影响，理解患者所表现出来的心理反应，只有在此基础上才能对患者进行恰当的心理护理。

3. 影响患者的心理－社会因素

在评估过程中，护士应注意收集影响患者的心理－社会因素，如患者的家庭状况、人格特点、婚姻状况、社会支持状况、应对能力、职业状况、经济水平、受教育情况等，特别是患者的人格特征和应对方式，这在很大程度上决定了患者心理反应的强度。如内向型的患者很难主动表达自己，心理问题往往发现较晚；依赖型人格的患者往往应对能力比较差，对离家住院可能会有比较强烈的心理反应。

心理资料的采集主要从主观资料和客观资料入手。主观资料即患者的主诉，包括对疾病的认知和感受、对治疗的态度和愿望、心理的需求、对此类事情的经验等。客观资料即通过护士的观察、心理测量、检查而获得的客观量化的信息。如使用 90 项症状检核表进行评估，可以发现患者存在的主要的情绪问题；通过生理体征的变化（如血压升高），可以发现患者可能存在的焦虑或恐惧情绪。

患者心理状况的准确评估是心理护理工作非常重要的一步，必须综合判断三个评估环节的结果，才能有的放矢地实施心理护理的后续步骤，达到良好的预期目标。患者心理状态的评估方法参考本章第一节。

（二）心理护理诊断

心理护理诊断是在对患者进行心理评估的基础上，对患者现存的或潜在的心理问题的一种临床判断。患者的心理问题一般是妨碍患者治疗与康复的心理反应和心理障碍。心理护理的诊断应重点把握三个环节：①确定患者主要心理问题的类型；②确定患者心理问题的主要症状表现、反应强度及持续时间；③确定导致患者心理问题的主要原因。

完整的护理诊断的陈述包含三部分，即 PES 公式，P(problem，护理诊断名称)＋E(etiology，相关因素)＋S(symptoms and sign，症状和体征，也包括其他检查结果)。如焦虑(P)，与预后不良有关(E)，表现为敏感、紧张、烦躁、语调改变及呼吸增快、血压升高等(S)。目前的趋势是将护理诊断简化为两部分陈述，即只有护理诊断名称(P)＋相关因素(E)，没有症状和体征。如精神困扰(P)，与丧失自理能力有关(E)。

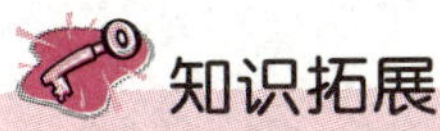
知识拓展

我国临床常用的九个心理护理诊断

截至 2020 年，北美护理协会已制定了 244 项护理诊断，其中约 2/3 的护理诊断是描述心理、社会方面的健康问题，我国学者在参照北美护理协会有关内容的基础上，筛选出目前我国临床常用的 9 项心理护理诊断：①无效性否认；②调节障碍；③语言沟通障碍；④自我形象紊乱；⑤照顾者角色障碍；⑥预感性悲哀；⑦精神困扰；⑧焦虑；⑨恐惧。

(三)制订心理护理计划

制订心理护理计划是在心理评估和诊断的基础上，进一步确定护理目标，并选择适用于患者的具体心理护理技术。心理护理计划包括以下四个方面的内容。

1. 排列出心理护理诊断的顺序

由于护理诊断往往有多个，在制订计划时应按轻、重、缓、急排序，对现存的问题或患者主观上迫切需要解决的问题可优先排列。

2. 确定心理护理的目标

心理护理目标可分为短期目标和长期目标，短期目标一般是指在短时间(数天、数小时)内就能达到的目标，长期目标是指需要长时间(一般 1 周以上)才能达到的目标。如“患者 2 天内的焦虑程度由重度减至中度(短期目标)”“患者出院前能够认识到自身不合理认知的不良后果，并掌握识别和纠正不合理认知的方法(长期目标)”。

3. 采取适宜的心理护理措施

心理护理措施是解决患者各项心理问题的干预手段及具体行为，措施的实施必须针对心理护理诊断中提出的原因，结合患者的具体情况，以及护士所具备的实施心理护理的理论知识和实践技能来进行。

心理护理措施通常分为支持性心理护理措施和针对性心理护理措施两大类。支持性心理护理措施主要是通过对患者进行心理上的支持、疏导、安慰等方法，来达到心理护理的目的，对所有患者都适用。针对性心理护理措施主要是针对每个患者的具体问题制订的。对患者具体的心理问题的干预主要体现在心理症状的控制和心理问题原因的消除两个方面。对这些问题的干预主要借助心理治疗和心理咨询的方法进行。对心理症状如焦虑、恐惧情绪的控制等，可采用松弛疗法或音乐疗法等帮助患者控制或减轻症状；对于心理问题背后的原因(如对疾病的错误认知等)，可通过认知疗法或精神分析疗法等进行干预。具体方法详见本章第二节。

4. 心理护理计划的书写

一般都有护理诊断、护理目标、护理措施和效果评价这四个栏目，可设计成表格形式。以下是某护士通过评估某一截肢患者的心理状况并与患者商议后制订的心理护理计划(表 6－8)。

(四)实施心理护理措施

心理护理的实施是心理护理程序中的关键步骤，是将心理护理计划中的内容付诸行动而实现护理目标的过程。临床心理护理一般由责任护士带领护理小组共同实施，在实施计划之前，要明确做什么、由谁去做、怎么做、何时做。在实施心理护理过程中，应做好以下几点：①建立良好的护患关系，争取患者的主动配合；②尊重患者的人格，让患者对交谈有思想准备，不感到突然和勉强。如果患者因病情注意力不集中，处于焦虑、抑郁、愤怒的状态，或患者对护士不信任时，不宜正式交谈；③充分发挥患者的主观能动性，促进康复；④强化患者的心理支持系统，争取家属、亲友的支持与配合；⑤促进患者之间良好的情绪交流。在整个护理过程中，护士的态度、人际交往技巧和心理护理技巧对心理护理措施执行的质量起决定性的作用。

表 6－8　心理护理计划

姓名：杨薇（化名）　性别：女　年龄：33 岁　责任护士：李琴　时间：2021 年 5 月 11 日至 5 月 20 日		
护理评估	主观资料	自述："觉得未来生活失去意义""无论做什么也改变不了截肢的现实"
	客观资料	使用不适当的心理防御机制，不愿和任何人交谈；术后入睡困难，情绪低落，神情痛苦；SDS 得分 72 分
护理诊断		个人应对无效，与术后身体形象有关
护理目标	短期目标	1. 患者能用语言表达出对截肢的情绪感受和丧失感 2. 患者能描述自己积极和消极的应对方式及新的应对行为带来的积极效果 3. 患者的 SDS 得分降至 52 分以下
	长期目标	患者能正确认识现存的身体外观的变化，改变对危机的认知和评价，提高其应对能力
护理措施		1. 建立良好的护患关系，采用支持性心理护理方法，帮助患者放松情绪，一起探索对截肢的感受及对截肢变化的丧失感（5 月 12—13 日） 2. 指导患者充分利用应对资源，寻找可能的社会支持资源（5 月 14 日） 3. 与患者一起回顾过去积极和消极的应对方式，鼓励患者采取有效的应对方式（5 月 15—16 日） 4. 应用认知疗法指导患者改变认知，改善情绪，从而改善行为，提高患者对危机的应对能力（出院前）
效果评价		1. 患者能用语言表达对截肢的心理感受及丧失感（5 月 13 日） 2. 患者认识积极和消极应对的结果（5 月 16 日） 3. 患者抑郁情绪有所好转，SDS 得分 58 分（5 月 18 日）

（五）评价心理护理效果

心理护理效果的评价是指护士在实施心理护理计划过程中或实施心理护理计划结束之后，对患者的认知和行为的改变，以及健康状态的恢复情况进行连续的、系统的鉴定与判断，通过与原定的护理目标相比较，确定心理护理目标是否完成。心理护理评价是为了了解心理护理措施实施的效果，以检验原定计划的可行性，为修订护理计划打基础。评价护理效果是一个动态的过程，贯穿于心理护理工作的全过程。评价心理护理效果可分为以下几个步骤。

1. 收集资料

护士在实施心理护理计划后收集患者的相关主、客观资料，以便与评估时的情况进行比较。

2. 建立评价标准

计划中所确定的预期目标可作为评价心理护理效果的标准。因此，要求护理目标必须具体、可观察、可测量、可比较、操作性强。如患者的焦虑情绪恢复到正常水平，SAS 得分低于 50 分。

3. 评价效果

将患者的心理反应与原定的目标进行比较，以观察是否达到目标。如在评估时使用某个量表，可将患者心理护理前后的结果进行分析比较，以评价目标是否实现。

4. 分析原因、修订计划

如果在评价目标时发现部分目标尚未实现，则应分析其中的原因，主要考虑：①收集资料是否充分、准确？②心理诊断是否确切？③目标是否合适？④心理护理措施是否得当？护士逐一分析原因，寻求新的信息来指导并修订原有的心理护理计划或制订新的心理护理计划。

心理护理程序虽然可以分解为五个阶段，但实际上它是一个整体动态进行的过程，在收集资料的同时不断地进行分析，在实施心理护理的同时不断地评价其效果，并随时修正心理护理计划。因此，心理护理程序实际上是一个循环往复的过程，整个过程不仅是患者心理问题得以解决的过程，也是护士心理护理水平不断进步的过程。

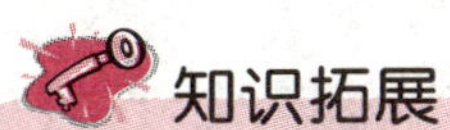

知识拓展

心理护理的伦理学三原则

护士在临床实施心理护理的过程中，应遵循以下伦理学原则：①不损害患者的身心健康；②不违背患者的主观意愿；③不泄露患者的个人隐私。

四、心理护理的主要实施形式

（一）个性化心理护理与共性化心理护理

个性化心理护理目标明确，针对患者的具体情况，解决患者个性化的心理问题。个性化心理护理要求护士准确了解患者在疾病过程中表现的不良心理状态，运用心理治疗方法，采取因人而异的针对性措施，缓解患者的压力。最常用的个性化心理护理方法是支持性心理治疗、放松疗法、暗示疗法及认知疗法。如针对创伤后毁容患者的心理问题，迅速解除患者的严重心理负荷，避免其过激行为。

共性化心理护理用来解决患者的共性心理问题，目标不太明确，针对性不强，仅从满足患者需要的一般规律出发，解决患者相同性质或具有共同特征的心理问题。如对手术患者的心理护理、对住院患者的心理护理、对精神病患者的心理护理等。共性化心理护理要求护士善于归纳和掌握同类患者心理问题的规律，对潜在的心理问题做预防性干预，防止严重心理失常。

（二）有意识心理护理与无意识心理护理

有意识心理护理是指护士自觉运用心理学的理论和技术，通过设计的语言和行为，如有益的暗示、确切的保证、合理的解释等，实现对患者的心理支持、心理调控或心理健康教育的目标。有意识心理护理要求实施者必须具备心理护理的主动意识和接受过专业化的培训。无意识心理护理是指在护理程序的每一个环节中，随时可能影响患者的一切操作和言谈举止。无论护士本身是否意识到，其自身的举手投足、一言一行都可能对患者产生积极或消极的影响。护士良好的言谈举止会使患者产生轻松愉快的情感体验，有助于患者保持适宜的身心状态。无意识心理护理是临床心理护理的基础，在患者良好的心理环境营造方面发挥着重要作用，是获得良好心理护理效果的关键。

在临床心理护理的具体实践中，通常是多种形式的心理护理综合使用，最终目的都是帮助患者保持适宜的身心状态。因此，在心理护理过程中，护士不仅要有丰富的护理心理学理论知识，还要站在患者的角度了解和理解患者，随时随地调整自己的言行和心理护理措施，力求给患者提供最有效的心理护理。

（汤雅婷）

本章小结

本章介绍了心理护理的基本技能，着重理解心理咨询与心理治疗的原则，以及各种心理干预方法的原理和技术。

心理评估是实施心理护理的重要环节，通过心理评估可以对个体的智力、人格、生活事件、临床心理症状等进行量化评定，是临床心理诊断和心理健康评估的有效手段。在使用时应选择合适的标准化量表，注意量表的使用范围及其对结果的科学解释。

心理咨询的基本技术包括倾听、共情、真诚、积极关注等。心理治疗方法有支持性心理治疗、行为疗法、认知疗法、精神分析疗法、当事人中心疗法等。支持性心理治疗采用倾听、鼓励、解释与指导、保证等方式来帮助和指导患者正确面对各种困难，发挥其潜能和优势，以度过心理危机；行为疗法强调通过重新学习，使患者消除和改变不适应行为，获得适应行为；认知疗法主要是通过改变个体不合理的认知，从而改变患者的不良情绪和行为；精神分析疗法强调潜意识的作用，通过"自由联想"等内省方法，使患者潜意识中的心理冲突意识化；当事人中心疗法主要运用真诚、无条件积极关注、共情等技术协助患者将其被压抑的潜能释放和发挥出来。心理护理遵循整体护理程序的原则，按照心理护理评估、心理护理诊断、制订心理护理计划、实施心理护理措施、评价心理护理效果的步骤进行。在实施心理干预时，应注意遵循心理咨询与心理治疗的原则，采用特定的程序和方法帮助患者解决与健康有关的心理问题，促进心身健康。

目标检测

A1 型题

1. 临床访谈中使用频率最高的提问方法是(　　)
   A. 阐述性提问　B. 直接性提问　C. 开放性提问
   D. 引导性提问　E. 促进性提问
2. 下列不是标准化心理测验基本特征的是(　　)
   A. 常模　B. 效度　C. 信度
   D. 大样本　E. 标准化
3. 效度是心理测验的重要指标之一，是评价一个测验的(　　)
   A. 有效性　B. 灵敏性　C. 精确性
   D. 可靠性　E. 标准度
4. 按韦氏智力等级分布，智商在 110 ~ 119 属于(　　)
   A. 中下　B. 中等　C. 临界
   D. 中上　E. 极优秀
5. 评估冠心病患者的行为特征，一般采用(　　)
   A. EPQ　B. MMPI　C. A 型行为类型评定量表
   D. SCL－90　E. SAS
6. SCL－90 各因子中不包括(　　)
   A. 精神病性　B. 人际敏感　C. 焦虑
   D. 躁狂　E. 抑郁
7. 心理治疗的基础是(　　)
   A. 明确的心理诊断　B. 良好的医患关系　C. 高超的治疗技术

D. 精通的心理理论　E. 明确的治疗目标

8. 心理咨询的意义不包括(　　)
A. 解除紧张应激压力的手段　B. 防治心身疾病　C. 促进健康长寿
D. 政治思想教育的重要手段　E. 心理卫生知识的传播途径

9. 心理咨询与心理治疗中能设身处地理解患者分享的情感称为(　　)
A. 理解　B. 中立　C. 明理
D. 共情　E. 真诚

10. 精神分析理论认为心理障碍的原因在于(　　)
A. 潜意识矛盾冲突　B. 意识矛盾冲突　C. 认知矛盾冲突
D. 本我矛盾冲突　E. 性矛盾冲突

11. 心理障碍是由于错误的或不合理的信念和思维方式所致，如果能改变患者的非理性认知，心理和行为问题就能得到解决，这种疗法称为(　　)
A. 理性情绪疗法　B. 当事人中心疗法　C. 行为疗法
D. 精神分析疗法　E. 支持性心理治疗

12. 按一定的练习程序，学习有意识地控制或调节自身的心理生理活动，以降低机体唤醒水平，调整因紧张刺激而紊乱的功能，这种疗法称为(　　)
A. 系统脱敏疗法　B. 厌恶疗法　C. 条件操作法
D. 模仿疗法　E. 放松疗法

13. 为了戒除烟瘾，在每次吸烟后应用某种引起恶心、呕吐的药物，反复数次，就不再想吸烟了。这种治疗方法是(　　)
A. 系统脱敏疗法　B. 条件操作法　C. 自我调整疗法
D. 厌恶疗法　E. 暴露疗法

14. 让患者直接面对能产生强烈焦虑的环境的治疗方法是(　　)
A. 逐级暴露疗法　B. 系统脱敏疗法　C. 生物反馈疗法
D. 冲击疗法　E. 厌恶疗法

15. 以自己或他人做的某一件事或某几件事的结果来评价自己或他人作为人的价值。这种认知歪曲属于(　　)
A. 过分概括化　B. 绝对化　C. 灾难化
D. 过度引申　E. 夸大或缩小

16. 心理护理的原则不包括(　　)
A. 交往原则　B. 启迪原则　C. 针对性原则
D. 自我护理原则　E. 自我交往原则

17. 临床心理护理的基本程序不包括(　　)
A. 收集临床资料探索心理行为问题
B. 分析确认心理行为问题
C. 实施心理护理措施
D. 开展康复训练
E. 评估心理护理效果

18. 护士指导实施心理护理时应避免(　　)
A. 实施前进行有关心理护理原理等方面的指导
B. 实施过程中护患间要不断交流

C. 注意患者对交流信息的反馈

D. 调动和鼓励患者参与

E. 强化专家角色，不断引导患者改正其错误观念和错误行为

19. 心理护理的首要目标是(　　)

A. 提供良好的心理环境　　B. 满足患者的合理需要　　C. 消除患者的不良情绪

D. 提高患者的适应能力　　E. 推动患者的自我护理

A2 型题

20. 张某，女，32 岁。因胃部不适、疼痛 2 月余入院检查。患者自觉疼痛逐渐加剧，情绪更加低落，多次哭泣。检查后发现除浅表性胃炎外，未发现其他可解释疼痛的原因，经内科治疗症状无明显改善。适用于该患者辅助诊断的量表是(　　)

A. SAS　　B. 16PF　　C. MMPI

D. SDS　　E. WAIS

21. 李某，男，45 岁。近 2 个月来常在紧张的情况下感到头部有重压感、头颈部肌肉酸胀，有时伴有手足发麻和心悸，不适感觉可持续数天。多次到医院就诊，心电图、胸部 X 线及神经系统检查均无异常，数分钟后可自行缓解。适用于该患者辅助诊断的量表是(　　)

A. SAS　　B. 16PF　　C. MMPI

D. SDS　　E. WAIS

22. 赵某，男，40 岁。因与同事相处不融洽，总觉得同事针对自己，不知如何是好，遂来就诊。如需做心理评估，应首先考虑选用的量表是(　　)

A. WAIS　　B. 16PF　　C. MMPI

D. EPQ　　E. SDS

23. 张某，女，20 岁，大学一年级新生。从山区来城市上学，自述对马路上的汽车有恐惧心理，当汽车经过时，总感觉汽车可能撞上自己，遂来心理门诊就诊。对该患者心理治疗的方法首选(　　)

A. 自由联想　　B. 厌恶疗法　　C. 生物反馈疗法

D. 系统脱敏疗法　　E. 梦的分析

24. 刘某，男，23 岁。3 年来一直因购买和收藏女性的高跟鞋而感到满足，而且每晚都要抱着高跟鞋睡觉，被诊断为“恋物癖”。对该患者心理治疗的方法首选(　　)

A. 当事人中心疗法　　B. 厌恶疗法　　C. 精神分析疗法

D. 系统脱敏疗法　　E. 认知疗法

25. 田某，男，40 岁。因身体不适引起焦虑而来到心理门诊。心理医生在详细了解病史和进行全面检查后，很肯定地回答了患者的疑惑，认为患者的躯体症状是功能性的而非严重的器质性疾病。这使患者减轻了焦虑，唤起了信心和希望。心理医生给予患者的心理支持为(　　)

A. 指导　　B. 鼓励　　C. 保证

D. 教育　　E. 暗示

26. 吴某，男，45 岁。在与别人发生争执后突然出现严重的胸闷、呼吸困难，被送到医院急诊室，医生经检查未发现任何器质性病变，于是决定给患者静脉推注一支生理盐水，并向患者说明此药对患者缓解症状有帮助。患者没有注意用的是何种药，在接受治疗的同时也很自然地接受了医生的解释，结果症状很快消失了。医生给患者治疗的技术措施是(　　)

A. 对症治疗　　B. 暗示治疗　　C. 鼓励治疗

D. 疏泄治疗　　E. 引导治疗

27. 张某，女，48 岁。10 年来因丈夫发生外遇，夫妻感情不和，总想离婚，但又舍不得孩子，怕丢面子。来心理咨询时问心理咨询师，离婚好还是不离好？此时心理咨询师最应注意的原则是(　　)

A. 真诚原则　　B. 保密原则　　C. 回避原则

D. 中立原则　　E. 灵活原则

28. 一位求助者说："我不想活了，请您告诉我什么死法最好？"心理咨询师听完后先将求助者安抚好，之后偷偷告诉了求助者所在的单位领导。该心理咨询师的这种做法(　　)

A. 破坏了正常的咨询关系　　B. 违反了保密原则　　C. 是保密原则的灵活体现

D. 体现了针对性原则　　E. 以上说法都不对

A3 型题

(29、30 题共用题干)

以疾病或异常行为形成的理论模型为基础，其治疗的最基本的假设是：人在某种条件下经常出现的行为反应，是通过学习过程获得的。人的适应性正常行为是通过学习获得的，而非适应性异常行为也是通过学习获得的，既然不良行为是在一定条件下通过"学习"所得，那么在另一条件下通过"重新学习"就可将其改变或消除。

29. 这种心理治疗是(　　)

A. 精神分析治疗　　B. 行为疗法　　C. 当事人中心疗法

D. 认知疗法　　E. 支持性心理治疗

30. 下列不属于这一理论的治疗方法是(　　)

A. 系统脱敏疗法　　B. 冲击疗法　　C. 厌恶疗法

D. 生物反馈疗法　　E. 自由联想

目标检测答案

第七章　患者心理及其心理护理

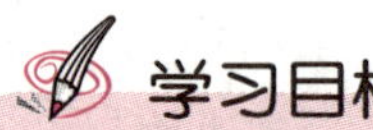

1. 掌握各类患者的心理反应及心理护理。
2. 熟悉患者的心理需要及情绪特征；熟悉各类患者的心理特点。
3. 了解患者家属的心理护理。

患者是护士的服务对象，在护理活动中处于中心地位。患病必然会导致患者的心理发生改变，而患者心理的异常改变对其疾病的发生、发展也会产生重要影响。了解各类患者的心理需要及其心理反应特点、采取针对性的措施对患者实施心理护理，对做好临床护理工作、促进患者康复具有十分重要的意义。

第一节　患者的心理反应与心理护理

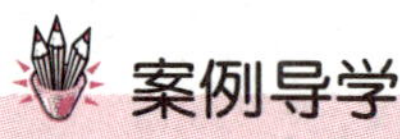

内镜检查案例

陈某，女，47 岁。体检发现“右肺阴影”。为进一步查明阴影的性质，医生建议陈女士做纤维支气管镜检查。检查前一日，陈女士反复问医生：“这个检查有危险吗?”医生和护士对此问题进行了耐心的解答，陈女士听了之后稍微轻松些，但夜间不能入睡，对检查仍心存疑虑，反复想象着检查的情景。次日清晨陈女士告诉医生暂时不想做检查，等她考虑好了再做。

请思考：

1. 陈女士产生了哪些心理反应？原因是什么？
2. 作为责任护士，如何针对陈女士的状况进行心理护理？

一、患者的心理需要

在疾病状态下，人的心理需要和反应都会发生许多变化。患病后患者往往无法通过正常的方式去满足需要，同时也会因为社会角色的变化而产生新的需要。在护理过程中，护士应仔细分析患者的心理反应，合理满足患者的心理需要，以促进患者早日康复。

(一)安全的需要

安全的需要是患者最基本和最重要的心理需要。疾病威胁着患者的生命安全，使其丧失了对身体的掌控，导致自我保护能力下降；另外，各种检查和治疗总是带有一定的探索性，有时可能还会存在一定的危险性。患者害怕误诊，还害怕痛苦的检查、处置和手术，更害怕医疗事故发生在自己的身上，这一系列的担心、害怕会使患者产生紧张、焦虑和恐惧等负性情绪反应，也会使患者产生强烈的不安全感。因此，护士要提高自身的职业道德和责任心，尽可能避免影响患者安全感的不良行为，消除患者的顾虑，给予患者更多保护。

（二）尊重的需要

尊重包括自尊和被尊重两个方面。疾病会使患者某些方面的能力下降甚至丧失，导致对自身价值的评价降低，自尊受损。尤其是慢性病、肢体残缺、功能受损、生活自理能力受限的患者，被人尊重的需要更加强烈。如果患者被尊重的需要得不到满足，便会产生自卑、抑郁等负性情绪，甚至演变为不满或愤怒。因此，医护人员应当从言行举止各方面尊重患者，尊重他们的隐私，避免那些可能伤害患者自尊心的语言和行为。如以床号代替姓名称呼患者，议论患者隐私，医疗活动暴露患者隐私，对患者的分泌物做出皱眉、掩嘴、捂鼻等动作，表现出厌烦、嫌弃的表情等，都是对患者极不尊重的表现。

（三）爱与归属的需要

患者的依赖性增强，情感变得脆弱。他们希望亲友探视，盼望医护人员热情亲切的服务态度。患者入院后，进入到一个陌生的环境，需要尽快熟悉新环境，需要与病友沟通，被新的群体所接纳，以满足个人的归属感。护士在日常的医疗护理活动中要表达出对患者病情和生活起居的关心，鼓励患者亲友探视，促进病友间的良性交往，使患者尽快融入群体，在积极的心理状态下接受治疗。

（四）信息的需要

患者入院后为了适应新的环境，需要了解以下相关信息。首先，需要了解有关医院和自身疾病的相关信息，如医院的背景情况，参与诊断和治疗疾病的医护人员的基本信息，所患疾病的类型、严重程度及治疗措施，有可能产生的意外情况和不良后果等；其次，需要得知家庭和社会的相关信息。因此，护士在护理工作中应切实有效地满足患者了解相关信息的需要，以免患者产生猜疑或与世隔绝感。

（五）和谐的环境与适宜刺激的需要

住院患者被束缚在病房狭窄的环境中，大多会产生单调乏味之感。患者平时的工作和生活受到不同程度的限制与影响，加上疾病的痛苦折磨，患者更容易出现厌烦情绪。安静舒适的住院生活，整洁和谐的治疗环境，适当的活动和新鲜刺激（如医患交谈、病友交际、亲友探视和适宜的活动等），有利于调节和改善患者的不良情绪。护士可根据患者的具体情况和医院的客观条件，组织适当的活动，以满足患者的心理需求。

知识拓展

患者的权利

2002年，国务院颁布了《医疗事故处理条例》，条例中明确患者有以下主要权利：医疗保障权，生命健康权，平等医疗权，疾病认知权，知情同意权，隐私保护权，参与评估权，检查诊疗费用权，病例封存、启封、检验权，聘请专家协助认证权，申请医疗事故技术鉴定权，申请专家鉴定组成员回避权，监督维护实现医疗权等。

二、患者常见的心理反应与心理护理

人在疾病状态下，不仅机体的生理功能会发生变化，而且认知、情绪和行为等心理活动过程也会发生相应变化，甚至人格特征也会发生明显的改变。强烈持久的心理反应将会影响患者生理功能的恢复及疾病的治疗过程。因此，护士要准确把握患者的心理反应，有针对性地进行心理护理，使患者在良好的心理状态下接受治疗，促进患者康复。患者常见的心理反应如下。

(一)焦虑

1. 焦虑的表现

焦虑是临床患者最常见的情绪反应。主要表现为担心、不安、紧张、忧虑、易激惹、恐慌等，并伴发躯体症状，如交感神经系统活动增强，心悸、头晕、头痛、恶心、睡眠不良、血压升高、心跳加速、尿频、胸闷、过度呼吸等。

引起患者焦虑的原因有很多。如疾病初期，患者对病因及疾病转归，尤其是预后不明确，可导致患者产生与疾病无关的焦虑，或是对疾病转归和预后过分担忧；带有身体威胁性的检查和治疗，以及诸如癌症等预后不良的疾病均可引起患者产生强烈的焦虑反应；部分准备接受手术治疗的患者，术前盼望尽快手术，但在确定手术时间后，反而感到焦虑恐慌，严重时可影响手术进行或增加手术的危险性。

轻微的焦虑状态可使患者关注自身健康，对疾病的治疗和康复有积极意义，但过度焦虑或长期处在焦虑之中会加重病情，影响治疗和康复。

2. 焦虑的心理护理

(1)评估焦虑的程度和原因：准确评估患者焦虑的程度，了解引起患者焦虑的原因，才能有针对性地对患者进行心理护理。

(2)提供心理支持：与患者建立良好的护患关系，耐心倾听患者的叙述，用科学的道理进行解释，消除患者的疑虑。

(3)转移注意力：在不影响患者生理功能的情况下，鼓励或陪伴患者活动，如聊天、散步、玩游戏、听音乐、看电视等，帮助患者分散注意力，有助于将焦虑控制在可耐受的水平。

(4)放松训练：对患者进行放松训练，如深呼吸、静坐、松弛训练等，具有镇静、安神的作用，可有效缓解患者的焦虑。

(5)示范法：对因手术而紧张焦虑的患者可以通过同类手术患者的现身说法，帮助其缓解焦虑情绪；对学龄期儿童可以通过榜样的示范激发他们的自尊心，使他们勇敢接受检查和治疗。

(6)药物治疗：对于存在比较严重的焦虑情绪且难以缓解的患者，必要时可给予抗焦虑药物，如阿普唑仑。

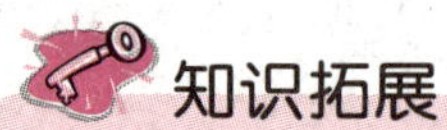

知识拓展

焦虑的类型

根据焦虑产生的原因及表现，可将患者的焦虑分为以下三种。①期待性焦虑：即面临即将发生但未能确定的重大事件时的焦虑反应，常见于尚未明确诊断或初次住院的患者、不了解自己疾病性质和预后的患者等；②分离性焦虑：与熟悉的环境或亲人分离而产生分离感所伴随的情绪反应，多见于依赖性较强的老年人和儿童；③阉割性焦虑：个体自我完整性受到破坏或威胁时产生的心理反应，多见于要行手术切除某脏器或肢体的患者。

(二)恐惧

1. 恐惧的表现

引起患者恐惧的主要原因是疾病导致的一系列不利影响，如疾病、疼痛导致患者生活或工作能力受限。不同患者由于各自的原因不同，恐惧的对象也不尽相同。如儿童患者的恐惧多与疼痛的诊治、陌生的环境等有关，而成年患者的恐惧则多与手术、有一定危险性的特殊治疗或疾病预后等有关。临床上最常见的是儿童患者和手术患者产生恐惧情绪。恐惧产生时伴随交感神经兴奋，常表现为心率加快、血压升高、呼吸急促、肢体颤抖和烦躁等，甚至出现逃避行为。

2. 恐惧的心理护理

(1)评估恐惧的原因：了解引起患者恐惧的原因，才能有针对性地对患者进行心理护理。

(2)提供信息：正确告知患者疾病的相关情况，提供手术的相关信息，解释一些特殊检查和手术后出现的有关疼痛等问题，有助于患者形成正确的认知，减轻或消除患者的恐惧心理。

(3)提供心理支持：建立良好的护患关系，创造让患者倾诉的环境，耐心倾听患者叙述恐惧的原因，以共情的态度理解患者的感受，给予患者安慰与鼓励，有助于降低患者的恐惧心理，使患者有安全感。

(4)改善环境：适当改善病房紧张、严肃、凝重的氛围，营造和谐温馨的治疗环境，有助于减轻患者的恐惧情绪。如摆放一些玩具、图画、食品、饮料，家庭式产房的设计，医院里图文并茂的宣传栏，医护人员温暖淡雅的工作服，都可以帮助患者缓解恐惧情绪。

(5)行为疗法：系统脱敏、放松训练等都有助于患者消除恐惧情绪。

(三)抑郁

1. 抑郁的表现

患者的抑郁情绪主要表现为寡言少语、回避他人、兴趣减退、消极压抑、悲观失望、自我评价低、对周围的事物反应迟钝，严重时甚至有轻生意向和自杀行为。

2. 抑郁的心理护理

(1)评估患者抑郁的程度和原因：准确评估患者抑郁的程度，了解引起患者抑郁的原因，才能有针对性地对患者进行心理护理。

(2)提供心理支持：护士应及时、主动地与患者沟通，创设能让患者倾诉的环境，耐心倾听并能以共情的态度理解患者的感受，有意识地给患者提供积极的治疗信息，增强患者康复的信心。

(3)改善社会支持：帮助患者解决治疗过程中遇到的困难，改善患者的社会交往，鼓励病友间的接触和交流，指导患者家属多关爱患者。

(4)适度活动：鼓励患者参加适当的活动，如散步、聊天，以及与其他人一起读报、欣赏音乐、下棋、打扑克、玩游戏等，在活动中改善患者的情绪，改变患者对自身价值的认识。对患者的点滴进步，给予积极的鼓励，提高患者恢复健康的信心。

(5)药物治疗：对严重抑郁者必要时配合抗抑郁药物治疗，如氟西汀等。

(6)心理治疗：对有自杀倾向的患者要及时给予危机干预，防止患者发生危险。

(四)愤怒

1. 愤怒的表现

患者的愤怒情绪反应多见于治疗受挫时，如医疗条件受限导致疗效不佳、医疗水平低、医护人员服务态度差、有意见又投诉无门或得不到解决等。愤怒情绪发生时，患者常心率加快、血压上升、情绪激动，常有攻击性的语言和行为，如谩骂、伤人、毁物等。

愤怒能缓解患者内心的紧张和痛苦。但若愤怒得不到及时消除，则会影响患者的康复，有时还会导致医患之间的冲突。因此，医护人员应积极关注患者的愤怒情绪，及时引导患者宣泄不良情绪，以免造成不良后果。

2. 愤怒的心理护理

(1)评估患者愤怒的原因：只有及时了解引起患者愤怒的原因，才能有针对性地对患者进行心理护理。

(2)满足患者的合理需要：医护人员对患者的心理需求要有预见，保证充足的与患者接触的时间，了解患者内心所想，尽可能满足患者的合理需要，避免患者因需求得不到满足而产生愤怒情绪，甚至暴力行为。

(3)提供适当的心理宣泄途径：护士应帮助患者建立适当的宣泄途径，如认真倾听，鼓励患者表达愤怒时的感受。当患者大吵大闹、哭泣不止时，护士不应马上制止，而应陪伴在旁安慰患者，在做好其他意外的预防的情况下，尽量让患者宣泄心理上的愤怒情绪。

(4)改变认知：护士应对患者实施认知调整，使患者认识到愤怒对疾病的影响，改变引起愤怒事件的看法，使患者保持良好的心态配合治疗。

(五)猜疑

1. 猜疑的表现

猜疑大多是一种消极的自我暗示，由于缺乏根据，常影响个体对客观事物的正确判断。如部分患者异常敏感，听到别人低声细语就以为是在说自己的病情严重或无法救治；部分患者对他人的好言相劝半信半疑，甚至曲解原意；部分患者身体的某部位稍有不适便乱猜测，甚至出现病理性妄想。

2. 猜疑的心理护理

(1)建立良好的护患关系：护士在各种护理行为中必须以耐心细致、真诚严谨的态度获得患者的信任，在患者面前交谈时，尽可能做到大方、自然，以减少患者的猜疑，避免因患者不相信医护人员而导致事事怀疑的情况。

(2)提供信息，改变认知：患者往往对医学知识缺乏正确理解，或一知半解，从而比较多疑，有时把正常现象也误认为异常，加重疑虑、敏感、恐惧心理。医护人员应及时向患者提供其疾病的相关信息，如病因、症状及实验室检查结果等，肯定诊断的依据，使患者相信诊断和治疗的正确性，消除患者的猜疑心理和错误认识，激发患者自觉的遵医行为，积极主动配合治疗。

(3)认真查对，取得患者信任：护士在对患者实施临床护理时，必须认真查对，以严谨的态度进行各种医疗处置，使患者解除疑虑，配合治疗。

(六)孤独

1. 孤独的表现

患者住院后，离开了熟悉的环境，人际交往、与外界的沟通和亲人的接触均减少，与医生和护士交谈的机会也较少，容易产生孤独感。患者的孤独情绪主要表现为度日如年、思念亲人、夜不能眠、烦躁不安等。

2. 孤独的心理护理

(1)帮助患者熟悉环境：护士应主动给患者介绍医院的环境及相关医护人员的情况，促进病友间相互认识，有助于帮助患者消除孤独感。

(2)满足患者的心理需要：一是满足患者对信息的需要，护士应主动告知患者有关医疗护理的信息，还应提供各种社会生活的信息，动员家属、单位经常与患者沟通交流，避免因信息量减少或信息中断而产生社会隔离。二是满足患者对适当活动和刺激的需要，护士要经常组织患者相互交流沟通，适当与患者一起开展娱乐活动，丰富病房生活，让患者感受到医护人员与患者之间没有距离，从而有效消除孤独和寂寞。

(3)心理支持：协助患者选择有效的支持资源，在条件允许的情况下，鼓励患者亲属多探视，必要时可允许亲人陪伴，并合理安排医护人员值班巡视。

(七)依赖

1. 依赖的表现

患者患病后，大多会产生一种被动依赖的心理，表现为事事依赖别人、行为被动顺从、情感脆弱、犹疑不决等。

2. 依赖的心理护理

(1)改变认知：引导患者正确对待疾病，使患者认识到过度的依赖不利于康复，鼓励其树立信心，积极配合治疗。

(2)行为矫正：给患者制订合理的任务，有针对性地对其依赖行为进行矫正。如在病情好转的情况下，让患者做些力所能及的事情，鼓励其积极主动开展自护活动，及时肯定患者的点滴进步，进行正性强化，让患者看到自己的力量，使其感受到身体已逐渐康复，逐渐克服依赖心理。

(八)自我概念变化

1. 自我概念变化的表现

自我概念是指人们对自己的评价、体验和监控。患者因健康受损，以及疾病造成的体像改变和生活依赖，往往产生自卑心理，对自己的评价降低，体验痛苦，对自己的行为控制能力减弱。

2. 自我概念变化的心理护理

(1)满足患者自尊的心理需要：医护人员必须觉察到患者自尊的变化，尤其是术后有体像改变的患者及需要借助人工器具排泄的患者，帮助他们适应和接受这些改变，重拾自信，为患者回归社会和家庭做好心理准备。

(2)心理支持：医护人员和患者亲友的关爱、理解可以对患者起到安慰作用；客观分析患者所面临的各种困境，指明正确应对的方法，可以帮助患者接受和适应自身身体状况改变的现实。

(3)示范作用：邀请类似病情却成功克服困难的患者现身说法，“同病相怜”可以使患者得到克服痛苦的经验，使患者掌握应对疾病的科学知识，从而调整自己的心态，树立战胜疾病的信心。

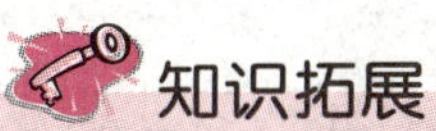

假如我是患者

假如我是患者，我希望在就医途中，别让我走太多的冤枉路，不要再透支我虚弱的身心，又延误时机。假如我是患者，我希望一走进医院就感觉被尊重、被接纳，医护人员热情友好，给我关爱和指导，安慰我、鼓励我。假如我是患者，我也许会变得敏感多疑、焦躁不安、丧失理性，但请谅解我。敏感与不安源于我对疾病的恐惧和对医学的无知，焦躁与蛮横是因为我渴望健康。我担心我的未来、家庭和事业。我收入不高，希望医生能用便宜的药就别用贵的，没必要的检查就别让我做。我希望手术医生既有经验又仁慈，护士既会护理又体贴。给我施治时能顾及我的感受，动作熟练、细致又轻柔。假如我是患者……

温馨提示：设身处地、与患者换位思考，你能为患者想到多少，你的智慧就增长多少。

第二节 不同年龄段患者的心理护理

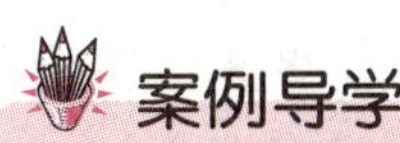

情绪异常的患儿

小欣，女，7岁，小学二年级学生。性格较内向，父母在其2岁时离婚，小欣跟随母亲生活。母亲在酒店当杂工，每天工作10多个小时，回家后已经很累，因此平时较少与女儿沟通。小欣因再生障碍性贫血急性发作入院治疗。入院初期小欣常闷闷不乐，喜欢看书，尚能配合治疗。当老师与同学来探望时她表现出非常愉快的情绪，不断询问学校的情况。小欣患病后，母亲为了挣钱给她治病，又找了一份兼职，工作更忙，来院看望小欣的时间就更少了。慢慢地，小欣开始拒绝接受治疗，躲避甚至打骂为她治疗的医护人员。

请思考：

1. 小欣出现了哪些心理反应？
2. 作为责任护士，如何针对小欣的状况进行心理护理？

一、儿童患者的心理护理

患病对儿童及其亲属都是一种应激事件，而儿童期是心理行为发育和个性发展的重要时期。儿童患病后，轻者产生一定的心理反应，重者可阻碍其身心发展，因此，对儿童患者的心理护理显得十分重要。随着医学模式的改变，对儿童的护理已由单纯的疾病护理发展为以"小儿及其家庭为中心"的心身整体护理。因此，对儿童患者的护理应优先考虑家庭的价值和需要、促进家庭合作、强化家庭整体力量，为家庭提供支持，以创造一个良好的治疗环境，共同促进患儿的早日康复。

（一）心理反应

儿童患者因年龄、疾病、人格等因素的不同，其心理反应的特点也有所不同，儿童患者典型的心理反应有以下几种。

1. 分离性焦虑

新生儿的情绪主要与其生理需要是否得到满足有关。6 月龄前只要满足其生理需要，一般比较平静，较少哭闹；6 月龄以后开始认生，对母亲或抚育者有依恋心理。患儿住院后离开原来熟悉的环境，原已建立起来的"母子链接"被打破，对环境的安全感和信任感受损，患儿往往反应强烈，出现"分离性焦虑"。患儿常出现哭闹不止、拒食、睡不安稳、冷漠、呆板，以及咬指甲、尿床等现象。

2. 恐惧

恐惧是住院患儿突出的心理特点。由于医院的特殊环境，加上父母不能时刻陪伴，而主要由陌生的护士来照顾，患儿容易出现恐惧心理。特别是 3 岁以下的儿童，可能将住院及与父母分离认为是对自己的惩罚，从而产生被父母抛弃的恐惧感。另外，疾病带来的伤害性疼痛，各种侵入性诊疗造成的疼痛刺激，以及痕迹反应的联想，均可导致儿童产生恐惧情绪；父母焦虑、恐惧等不良情绪也极易影响到患儿，加重其恐惧心理。

3. 行为异常

3 岁以上的住院儿童，心理活动开始复杂，他们在行为上容易出现异常表现，如对医护人员和父母不理睬、大哭大闹、拒食、压抑、摔东西或打骂医护人员，或乘人不备逃跑等。此外，疾病带来的痛苦和折磨还可使患儿出现尿床、尿裤和睡前哭闹等退化行为。

4. 抑郁自卑

由于病情加重或久治不愈等原因，容易使患儿丧失继续治疗的信心，学龄期的住院患儿，往往会惧怕疾病影响学业而产生抑郁心理。主要表现为沉默寡言、悲观失望、不愿意继续治疗和拒食等。当某些疾病影响外貌时，部分患儿容易产生自卑心理，担心被同学耻笑，不愿别人探视。慢性疾病患儿，如肾病、糖尿病、血液病患儿，他们的心理反应更加复杂，严重影响正常的心理发育，甚至出现心理偏差。

(二)心理护理

1. 与患儿建立良好的关系

护士应积极运用各种方式与患儿建立良好的护患关系，使患儿获得安全感，减轻家长的紧张、焦虑情绪也有利于帮助患儿宣泄不良情绪，积极配合治疗与护理。

2. 医院环境的布置

要根据儿童的心理特点布置医院环境，儿童病室的墙壁颜色应鲜艳多彩，窗帘、寝具等选用带有花朵或小动物的布料，并在病室中摆放活泼可爱的玩具，使病室呈现儿童喜爱的风格；配置一些小滑梯、摇摇椅等儿童游乐设施，使儿童在医院也有快乐、轻松的体验；有条件的医院还可设立母子病室等，以减少儿童离家所产生的陌生感和焦虑。另外，儿科护士工作服的颜色、款式应多样化，以增加儿科护士的亲和力，减轻患儿惶恐不安的心理。

3. 对不同年龄儿童的心理护理

(1)婴幼儿期：6 月龄左右的患儿对住院的心理反应较小，但很需要母亲的爱抚，护士应经常以轻拍、抚摸、搂抱、逗笑等方式，使其产生在母亲怀中的安全感。6 月龄至 4 岁的患儿对住院的心理反应明显，应尽量留家长在医院陪护，以减轻患儿因严重的分离焦虑所带来的不良心理反应。护士在治疗和护理的同时，尽可能多地抚摸、拥抱、亲近患儿，与之共同做游戏、讲故事、玩玩具等，从而建立良好的信任关系，帮助患儿消除对医院的恐惧感。

(2)学龄前期：学龄前期的儿童已有一定的分析判断能力，护士可采用游戏的方式与患儿建立信任关系，耐心介绍周围环境及有关人员，帮助患儿熟悉环境，消除其紧张不安的心理。在做检查和治疗时可利用儿童注意力易被转移的特点，减轻其疼痛；利用患儿模仿性强的特点及运用榜样的示范作用，帮助其更好地配合治疗。对有退化行为的患儿要倍加关照，对尿裤、尿床的患儿不要责备和讥笑，以免引起患儿紧张和自卑，要及时为患儿更换衣裤、被褥，使其摆脱困境，并注意训练患儿的排尿习惯。对有攻击行为的患儿，采用“忽略与强化”的应对策略，在未影响儿童自身或他人生命及财产安全时，护士可以故意不予理睬他，待其攻击性行为逐渐停止，恢复到正常行为时，再给予及时强化，以减少攻击性行为的发生。护士还可通过各种交流、沟通，关注患儿的心理变化，及时给予相应的心理支持，使患儿保持愉快、稳定的情绪。

(3)学龄期：学龄期的儿童已懂得一些道理，入院时可以告知患儿生病、住院、治疗的大概情况，让其理解治疗疾病的重要性，为安心治疗做好心理准备。帮助患儿与病室内的小病友建立新的伙伴关系，以相互鼓励，互为榜样。病情好转时，允许患儿补习功课，看课外书，以减轻其焦虑情绪。对年龄稍大又有活动能力的患儿，可鼓励其做一些力所能及的事情，使其获得自我价值感。对病情较重的患儿，护士要给予特别的理解与关怀，帮助其树立战胜疾病的信心。对患慢性病的患儿，心理护理是长期任务，要通过交流，使患儿认识疾病，正视疾病，树立信心，积极配合治疗，并取得家长的配合。

二、青年患者的心理护理

青年期的心理发展水平处于迅速走向成熟而又尚未成熟的状态，决定了青年患者的心理活动错综复杂、变化无常，具有明显的两极性。护士应密切观察患者的心理变化，给予更多的心理支持。

(一)心理反应

1. 震惊与否认

青年人正处于人生朝气蓬勃的时期，对未来充满憧憬，当得知自己患病尤其是患有严重疾病时，往往感到震惊，难以接受患病的事实。大多数青年患者会经历明显的“否认”阶段，他们不相信医生的诊断，否认自己得病，拒绝接受治疗，不能很快地适应患者角色。

2. 急躁与焦虑

青年人的情绪强烈而不稳定，又不善于调节，容易走极端。患病时，由于缺乏心理准备，对病痛反应强烈，故容易出现急躁、焦虑情绪。治疗过程中，他们常幻想着能很快根治疾病，渴望早日痊愈出院；倘若病情稍有好转，他们就盲目乐观，不再认真执行医疗护理计划，不按时吃药，导致病情反复。如果不能如期好转，就会再次陷入急躁、焦虑之中，常以发泄的方式对待疾病，往往迁怒于家长或医护人员，出现攻击性行为。

3. 失望与悲观

青年人患病后，主观感觉异常敏锐，他们担心疾病会耽误自己的学习或工作，对自己的恋爱、婚姻、生活和前途产生不利影响。尤其是患慢性病或有后遗症的患者，容易产生沮丧、抑郁、悲观、失望的心理，情感上变得脆弱，部分患者还可能产生自暴自弃心理，拒绝一切治疗和照顾，甚至失去理智，产生难以想象的后果。

4. 寂寞与孤独

青年人活泼好动，渴望自由，需要新鲜和刺激。住院后受各种因素的限制，不能与家人和朋友在一起，且每天重复着单调的生活，容易出现寂寞、无聊、孤独的情绪，如果住进隔离病房或重症病房，这种情绪尤为明显。

（二）心理护理

1. 实施心理支持与认知调整

护士应针对青年人的个性特点，给予患者关心和支持，采用消除疑虑、说服劝慰、启发建议、激励鼓舞、改变认知等方式，使其能正确对待疾病和压力。对有不良情绪的患者，应侧重于心理疏导，指导患者通过倾诉、书写、运动等方式宣泄不良情绪，提高其应对能力。对有自杀念头的患者，应对其进行生死教育，让他们懂得生命的意义，懂得死亡带给亲人的痛苦，使其珍惜生命，尊重生命。

2. 给予理解、宽容

对患者的某些不良情绪及行为给予理解和宽容，如青年患者对性的困惑和羞涩，可能不喜欢异性医护人员为他们做检查、治疗；在做一些敏感操作，如导尿术，男患者可能会出现一些生理反应等。对患者的要求，在条件允许的情况下，尽可能地给予满足；如不能满足其要求时，给予解释，并安排一名同性医护人员陪伴。对患者在治疗过程中出现的生理反应，应表示理解、宽容，绝不能责骂、训斥，要帮助患者转移注意力，放松身体完成操作。

3. 丰富患者的精神生活

青年人注重友谊，具有向群性特点，护士应积极协调并促进病友间的相互了解，丰富患者的精神生活。在病情和病房条件允许的条件下，应尽量把青年人安排在同一个病室，有利于他们之间相互交流思想，消除孤独感；还可指导患者进行适当的娱乐活动，转移患者对疾病的注意力，激发他们对生活的兴趣，消除寂寞感。

4. 调动主观能动性

青年人求知欲强，富有好奇心。护士可利用这些特点，调动患者的积极性，提供各种信息，引导他们参与自己的治疗和护理工作，并及时给予鼓励。在病情允许的范围内，可让患者做一些力所能及的事情，如照料自己的日常生活，帮助病友做些事情，参与病区的一些公益活动等，可减轻患者的焦虑情绪，满足患者的心理需求。这种自我护理模式对于稳定情绪、促进康复是非常有益的。

三、中年患者的心理护理

中年期是人生责任最重大的阶段，中年人既是社会的中坚力量，又是家庭的支柱，患病对工作和家庭会产生巨大的冲击。因此，中年患者的心理活动尤为沉重和复杂。护士应针对中年患者的具体状况进行正确评估，准确判断患者的心理问题，给予相应的心理护理。

（一）心理反应

1. 焦虑与急躁

中年人正值事业高峰期，常有较强的抱负和求成心理，当因患病被迫停止工作时，常为自身事业进展担忧，强烈的工作责任感使患者产生焦虑、急躁情绪，不能安心治病，迫切要求早诊断、早治愈，有时甚至将自身健康放在从属地位，常中断治疗而提前出院。

2. 多疑与抑郁

中年人的心身特点是心理能力的继续增长和体力的逐渐衰退，中年期是诸多疾病的并发期。面对疾病，有些人常怀疑自己患了不治之症；患病或致残造成的巨大经济压力、生活质量下降、社会活动减少等，更使中年患者忧心忡忡；若身患重症或绝症，面对家庭生活、老年人赡养、子女教育等一系列问题，患者更是情绪抑郁、悲观，对一切失去兴趣，有时甚至出现轻生念头。

3. 更年期综合征

中年期是体力和精神向老年移行的时期，体内激素水平的改变，使许多中年人出现更年期综合征。患者可有心理和行为退化表现，如以自我为中心、兴趣索然、情感脆弱、好发脾气、猜疑心重等。此外，中年人还伴有明显的自主神经功能紊乱症状，如头痛、头晕、失眠、食欲减退、心慌气短、怕热畏寒等。

（二）心理护理

1. 强化心理支持，缓解不良情绪

护士应注意与患者建立良好的护患关系，了解患者的职业、家庭、经济状况等各项信息，准确评估患者的心理压力来源，制订积极有效的应对措施，给予患者心理支持，使其保持良好的心态，积极配合治疗。如适当向患者介绍有关疾病的诊断、检查结果和转归，以消除其疑虑与担忧；使患者能真正接纳疾病并认真对待疾病，尤其是让患者认识到，治疗疾病是当务之急，身体恢复健康是家庭和事业的根本。另外，护士可协助患者与其工作单位、家庭取得联系，及时反映患者的需求，取得单位与家属对患者的支持，消除患者的后顾之忧，嘱咐家属、子女定期来医院探望，减少患者的牵挂，有利于患者安心养病等。

2. 尊重患者的人格

中年人是家庭、社会的支柱，有较强的受人尊重的心理需要。护士应将患者视为合作者，在与他们交往时，注意尊重患者的人格，多征求和倾听他们的意见及要求，尽量使患者满意。当患者不服从治疗、违反规章制度时，护士应以友善的态度加以开导或进行善意的批评，不要伤其自尊心。对文化程度较高和乐观开朗的人，向他们讲明病情的性质和严重程度，使他们合理安排工作与生活，并对疾病做好充分的心理准备，这样有利于疾病的恢复。

3. 体贴和关心更年期患者

引导患者正确认识衰老是不可抗拒的自然规律，保持心理的动态平衡；帮助患者用科学的态度正确认识更年期的生理变化，消除不必要的顾虑和思想负担，解除紧张、焦虑等消极情绪；指导患者注意有秩序地工作、有规律地生活，适当加强营养和活动，参加力所能及的体育锻炼，以延缓机体功能的衰退。安排一些适当的活动，既能锻炼身体，又能分散他们对疾病的注意力。

四、老年患者的心理护理

随着年龄的增长，身体功能进一步衰退，加上生活、工作、经济条件及社会地位的变化，老年人的心理状态会发生较明显的变化，患病住院后更会产生一系列的心理反应。为老年患者实施心理护理，除一般患者的护理要求外，还应考虑老年患者生理、心理和社会适应方面的特点，做到有的放矢。

(一)心理反应

1. 自尊心强

老年患者的自尊心较强，他们希望受尊敬、被重视，希望医生和护士经常到病房探望。当这些心理需要得到满足时，他们表现愉快；一旦感到受人冷落，便表现得不耐烦、易激怒，常为一点小事而大发脾气或暗自叹息。

2. 自卑和无价值感

老年人多患有慢性老化性疾病，当生病住院后，他们对自己的病情估计较悲观，心理压力很大，突出表现为老朽感与无价值感。对疾病痊愈信心不足，自卑自怜，有的甚至以迷信的态度面对疾病，拒绝治疗。

3. 敏感与多疑

敏感与多疑多见于文化层次较高的老年患者。其敏感多疑，容易联想，常把一些无关的信息同自己的病情联系起来，怀疑和猜测医护人员及亲属对自己隐瞒病情，从而导致精神恍惚，身体疲惫，影响治疗。

4. 孤独与寂寞

多数老年人因为退休，社会交往减少，所以比其他患者更易感到孤独，表现为自我评价过低，生存意识消极，经常对他人不满及抱怨。如果他们的亲属、子女不常来看望，患者会产生被抛弃感。失去配偶或子女者孤独感更为严重。

5. 恐惧

随着身体的衰老，老年人会逐渐对死亡产生恐惧心理，患病后恐惧感加剧。当病情较重时，患者常感到自己时日不多，表现出烦躁、易激惹等情绪反应。

(二)心理护理

1. 尊重老年患者的人格

老年患者住院后的突出心理要求是被重视、受尊敬，护士需理解老年患者的心理特点，尊重老年患者的地位和人格。在交往中，对老年人要用尊称，言行要有礼貌，做事要主动征求他们的意见。对非原则性的问题不与老年人争辩和计较，尽量满足其合理需要。对老年患者的诉说要专心倾听，不可随意打断患者的谈话或表现出厌烦的情绪，并应给予积极的回应，如称赞、肯定、同情、理解等。老年患者一般都有不同程度的健忘、耳聋和眼花，护士要给予理解，在回答老年患者的询问时要耐心，说话速度稍慢，声音稍大一些。

2. 指导老年患者克服不良心理

鼓励老年人回忆美好的往事，使老年人获得心理上的愉悦感和满足感，有助于老年人情绪的稳定。对于情绪低落、悲观失望的老年人，鼓励其寻求合适的方式宣泄。对于猜疑心较重的老年人，要多做耐心细致的说明，对其所提的问题给予解释和引导，适时提供相关的科普医疗书籍供其阅读，使其消除疑虑。对于惧怕死亡的老年人，护士可选择合适的时机，与老年人共同探讨对死亡的认识，帮助老年人认识到世界上万事万物都有兴衰的历程，人生亦不例外。对于老年人来说，越是能够做到安详和坦然面对死亡，越能减少他们的担心，减轻他们的痛苦。

3. 提供舒适、安全的疗养环境

老年患者住院后，应为他们设置一个安静、整洁、舒适的疗养环境，使他们能较快地适应医院生活，消除烦恼。病区应为老年患者设置一些自助设备，如在走廊、厕所安装扶手，提供手杖等，让老年人获得安全感及独立感。老年患者的日常用物，最好放在便于拿取的地方，使其感到便利，不必经常求助于他人。老年患者的饮食应力求美味可口，富有营养，易于消化，使其获得进餐的欣慰。为活跃老年患者的精神生活，可有计划地开展一些集体活动，如健康知识讲座、病友交流会、集体保健操

等，起到相互鼓励、相互促进的作用。

4. 改善社会支持

老年患者容易产生孤独心理，因此，护士要充分调动老年患者的各种社会关系，如有意识地嘱咐家属多来探视，以减少老年患者的孤独感和被遗弃感，鼓励患者亲友、同事及单位来人看望，给予其更多的安慰。

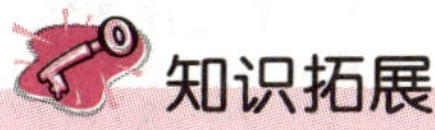

知识拓展

心理护理是一种“投资”

从某种程度上讲，在临床开展心理护理是一种能力的体现，即医护人员怎样去激励、关心那些处在忧虑或不幸中的人，心理护理实际上是生理护理及治疗的延伸。

心理护理可被视为一种投资医疗效果的行为，它能巩固药物、护理、治疗的成效。对比未接受过心理护理的患者，那些接受过有组织的心理护理的患者往往会拥有更好的身体状况或在康复的进程中走得更远，即心理护理是一种精明的投资。

第三节　不同类型患者的心理护理

案例导学

情绪紧张的车祸患者

刘某，男，35 岁。因“车祸导致昏迷 5 分钟伴左下肢活动功能受限 20 分钟”入院。查体：神志清，瞳孔等圆等大，对光反射灵敏，左耳有血性液体流出，左大腿中段肿胀畸形、成角，见一长约 3cm 的皮肤裂伤，有活动性出血，可触及明显骨擦感。X 线检查示左股骨中段粉碎性骨折。头部 CT 检查示颅底骨折性改变。诊断：①脑震荡；②左股骨中段开放性粉碎性骨折；③颅底骨折；④多处软组织擦伤。由于该患者正处于事业和家庭的关键时期，担心自己肢体的伤残能否恢复、今后能否正常工作；加之车祸发生突然，患者家属不能及时赶到医院，故而患者感到紧张、恐惧，并哭着要求医生、护士一定要救他。

请思考：

1. 该患者出现了哪些心理反应？

2. 作为责任护士，如何为该患者进行心理护理？

一、急危重症患者的心理护理

急危重症是指病情严重，对生命构成威胁，需要立即进行抢救的疾病。临床上常见的有心肌梗死、循环衰竭、呼吸功能衰竭、大面积烧伤、严重颅脑外伤、急性中毒等。此类在“死亡线”上挣扎的患者，其心理反应是非常复杂的。

（一）心理反应

1. 焦虑与恐惧

焦虑与恐惧多发生在患者入院的第 1 ~ 2 天。急危重症患者病情凶险，救治困难，随时处于死亡的威胁中，他们担心疾病转归，加之病房的各种抢救仪器和设备、医护人员严肃的面孔及紧张的抢救过程等，更加重了患者的紧张、焦虑和恐惧情绪。如急性心肌梗死患者可因持续剧痛而产生濒死的极度恐惧感；急诊入院患者因突然离开熟悉的环境和亲人，所接触的环境和人都是陌生的，易产生分离性焦虑；伤残患者，因自我完整性受损，担心将来影响工作和家庭生活，易产生阉割性焦虑。

2. 否认

患者进入监护病房的第 2 天即可出现否认心理，第 3 ~4 天达高峰。主要表现为否认自己有病或虽承认生病的事实，但否认入住监护病房的必要性。调查显示，约 50% 的急危重症患者会出现否认心理。短期的否认对患者有一定的保护作用，可遏制极度恐惧对患者的伤害。但若长期存在否认心理则不利于患者适应疾病过程和康复，不利于患者树立战胜疾病的信心。

3. 孤独与忧郁

约 30% 的患者在入住监护病房的第 5 天出现孤独、忧郁等情绪反应。主要原因为患者与外界隔离；同病室病友间因病情较重缺少交流；家属探视时间短；医护人员忙于抢救工作而与其交谈甚少；患者失去工作能力、生活自理能力、经济来源等。主要表现为消极压抑、悲观失望、自我评价降低、孤僻寡言，常感孤立无助，严重时可出现自杀倾向。

4. 愤怒

如意外受伤者，因感觉委屈而愤怒；患不治之症者因自认不该患某类疾病或自感救治无望，抱怨命运不好，也易产生愤怒情绪。此外，持续疼痛也易转为愤怒。主要表现为烦躁、敌意、仇恨、行为失控、吵闹哭泣、寝食难安，同时伴有心率加快、血压和血糖升高等。

5. 依赖

有些患者经过精心治疗与护理，病情明显好转，允许其离开监护病房时，他们却因熟悉、习惯、认同监护病房环境对其生命有较大保障，而产生心理依赖，不愿意离开监护病房。

（二）心理护理

1. 针对负性情绪

负性情绪可增加患者病情复发、恶化的可能性，应针对患者的焦虑、恐惧、抑郁、愤怒等负性情绪采取以下心理护理措施：①热情接待，向患者介绍监护病房的环境，解释入住监护病房的必要性和暂时性，说明各种监护仪器的使用目的及使用中可能发出的响声，使其尽快熟悉环境，消除紧张、恐惧情绪。②认真观察患者的病情和心理状态，沉着冷静、有条不紊、熟练地进行救治，切不可在患者面前显得手忙脚乱、惊慌失措，以良好的言行举止取得患者的信任，使其产生安全感。③加强护患沟通，给予患者强有力的心理支持，同情、安慰、鼓励患者，增强其战胜疾病的信心。避免在患者面前谈论病情，避免说“病情太重”之类的话，避免患者情绪激动。对语言沟通有困难的患者，要认真观察其面部表情、手势及身体姿态，及时了解和满足患者的各种需要，必要时可通过文字与患者沟通。④对处于愤怒情绪状态的患者，护士应理解其冲动的言行，不训斥患者，鼓励其合理宣泄情绪，缓解心理压力。⑤安排家属短时间探视患者，并向患者家属介绍患者的病情及治疗计划，令其放心。探视前，告知家属在患者面前要保持情绪稳定，不要流露悲伤、绝望的心态，以免增加患者的心理负担，影响病情和治疗效果。

2. 针对否认

短期的否认，护士可不予纠正，但如果患者持续存在否认，则应引起注意。护士应让患者认识到疾病导致的危机并不会因患者的否认而消失，反而可能蔓延和加重。耐心向患者解释，说明进入监护病房对救治及康复的重要性，鼓励患者接受患病的事实，结合认知疗法，帮助其纠正认知偏差，积极配合救治。

3. 针对依赖

依赖虽有助于提高患者的遵医行为，但过度依赖则不利于调动患者的主观能动性，影响其康复。

因此，对即将转出监护病房的患者，护士要告知因其已经度过了危险期，需要转到普通病房继续治疗，并介绍普通病房也有良好的救治条件，以消除其顾虑。必要时，可逐渐减少患者在监护病房所受到的特殊照料，使其为转出监护病房做好心理准备。

4. 优化监护病房的环境

护士应尽量为患者创设舒适、整洁、安全的治疗环境，以利于稳定患者的情绪。如采用柔和的灯光；在患者视野范围内安置时钟和日历；控制监护设备的噪声；尽量将干预性的操作安排在白天患者清醒时进行；进行护理操作时，对于清醒患者应给予解释，并做到走路轻、说话轻、操作轻、关门轻，将噪声降到最低等。

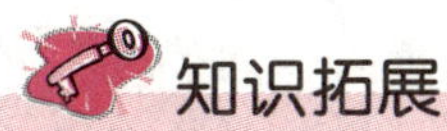
知识拓展

积极的心理状态是战胜疾病的重要因素

《吉尼斯世界纪录大全》记录了美国电气技师詹逊接受手术889次的世界纪录。30多年前，他患皮肤癌，并相继扩展到骨骼和内脏，因此，他一次又一次地接受手术，脸部、颈部、手臂、背部、脑部和胆囊均有手术痕迹，他是世界有名的明尼苏达州梅奥(Mayo)诊所的长期患者，医生准备在他去世后研究他的遗体，但这种想法迄今未能实现，因为他还健在，还在继续创造世界纪录。30多年来，詹逊坦然面对疾病，从不让死亡的阴影笼罩自己，这种心态显然是他战胜疾病的重要因素。

二、慢性病患者的心理护理

慢性病一般是指病程长达3~4个月或更长时间，又无特殊治疗方法的疾病，住院治疗也只是暂时缓解症状，使病情稳定、不发展，出院后稍不注意又会复发。如各类心脏病、高血压、糖尿病等，因病情顽固、药物疗效不佳，有的患者甚至终身带病。慢性病患者因长期承受疾病的折磨，经历漫长的病程，往往产生极为复杂的心理活动。

(一)心理反应

1. 主观感觉异常

患者长期患病后，将注意力过度转向自身健康，由于躯体活动减少，环境安静，他们的感觉异常敏锐，不仅对声、光、温度等外界刺激很敏感，而且对病情的反复也特别敏感，特别容易接受暗示，自我暗示也较病前加强。

2. 心境不佳

慢性病患者由于疾病反复，迁延不愈，势必影响患者的情绪，形成不良的心境，患者容易看什么都不顺眼，好生闷气，好发脾气，给人以不近人情的感觉。病情越重，病程越长，这种异常情绪反应越严重。这种消极情绪，不仅容易被人误解，使人不愿意接近，而且也不利于患者康复。

3. 被动依赖

患者患病后由于长期受到亲人的关怀与照顾，出现情感脆弱、被动依赖，原本可以自己解决的事情也不愿意动手，要求别人替他料理一切生活琐事，依赖性加强并伴随有自我感觉异常，一会儿这样，一会儿那样，无所适从，情绪易波动，易激惹，情感脆弱，易受伤害。

4. 自责

由于长期患病，患者感觉自己给家庭或他人造成了拖累和负担，不愿意与他人交流情感体验，以致心理上所承受的压力得不到及时调节和宣泄，故易产生自责、自罪心理。他们容易对治疗丧失信心，或者回避、拒绝治疗，性格内向的患者容易产生轻生念头，长期抑郁者可发生自杀行为。

5. 猜疑

有些慢性病患者因疾病久治不愈或反复发作，就猜疑自己可能得了不治之症。部分患者看到医护人员与其家属谈话，就猜疑是谈自己的病情，对别人的好言相劝也半信半疑甚至曲解别人的意思，这些患者顾虑重重，非常苦恼。

(二)心理护理

1. 提供心理支持

护士应耐心解答患者的疑问，询问其需求，给予安慰及恰当的心理指导，主动向患者说明病情，启发、鼓励其接受现实，并劝导患者以积极的态度面对疾病，同时介绍其他患者战胜疾病的范例，激励其坚定信心，主动配合护理和康复训练。也可指导患者通过倾诉或写文章、写日记等方法宣泄不良情绪，还可教会患者运用自我积极暗示、转移注意力、自我调控等技术，纠正负性情绪，切断负性情绪与疾病症状之间的恶性循环。

2. 调整认知

许多慢性病患者的负性情绪是由错误观念造成的，如有些患者因病情反复和病程过长而对治疗失去信心，认为自己加重了家庭的经济负担，将会被社会抛弃等。护士在和患者交流的过程中应帮助患者消除这些不合理观念，重建对慢性病的正确认知，达到减轻或消除疾病症状的目的。

3. 创造轻松、舒适的康复环境

良好的住院环境为患者的康复起到积极作用。病房应安静整洁、空气新鲜，减轻患者因对环境不适应而造成的心理负担；根据患者病情，组织必要的活动，活跃和丰富患者生活，提高患者对生活的兴趣。让患者参与必要的治疗和护理过程，尊重他们对治疗的建议，以调动他们积极配合治疗和护理的自觉性。

4. 帮助患者获取社会支持

建议家属、亲友多探视患者，为患者提供倾诉、宣泄的机会，并给予患者情感的支持，尽量避免让患者担心家事及医疗费用等问题。定期与患者单位、街道、社区联系，建议给予患者经济和精神上的支持，帮助患者解决实际生活问题。鼓励患者与患同类疾病且心理状态较好的病友进行交流，以获得精神安慰，消除孤独感，建立战胜疾病的信心。

三、疼痛患者的心理护理

疼痛是由于感觉刺激而产生的一种生理、心理反应以及情感上的不愉快经历，是许多疾病的常见临床症状，也是人们求医的常见原因。一方面，疼痛与机体组织的损伤相联系，是身体器官的物理、化学损伤或病变的结果；另一方面，疼痛又与某种心理状态相联系，常伴有不舒服、不愉快的情绪反应，是一种非常复杂的心理、生理状态。而慢性疼痛作为一种病症，已引起全世界的高度重视。因此，加强对疼痛患者的心理护理是护理工作最重要、最急迫的任务之一。

(一)心理反应

1. 高度个体化的主观体验

患者的疼痛症状是否出现及疼痛强度与其心理状态紧密相连，常与不愉快的情绪相伴随，如抑郁常引起慢性和持续性疼痛。

2. 具有明显的个体差异且不易适应

相同性质的疼痛刺激作用于不同个体，所伴发的心理反应可有较大差异。

(1)人格特征：如人格类型外向者较内向者的疼痛阈值高，对疼痛的耐受性更强，心理反应相对较弱。

(2)早期经验：如果父母在儿童受轻伤时泰然处之，则该儿童长大后的疼痛阈值高，对疼痛的耐受性较强。

(3)年龄及性别：一般儿童对疼痛的感受性较高，特别是受到更多关注的儿童；成人对疼痛的感受性处于稳定水平；老年人对疼痛的感受性也较高。此外，女性的疼痛敏感性高于男性。

3. 不同性质的疼痛刺激所伴随的心理反应存在较大差异

急危重症患者对疼痛的心理反应主要表现为恐惧、紧张；慢性病患者对疼痛的心理反应主要表现为抑郁。

4. 疼痛对患者的心理具有双重意义

一方面，疼痛是一种心理防御性症状，用以表达个体隐蔽的、无意识中进行的心理矛盾冲突或不能实现的愿望；另一方面，疼痛引起的消极而不愉快的情绪反应是不良刺激，可造成机体自主神经系统和内分泌系统功能改变，对疾病的预后产生不良影响。

(二)心理护理

疼痛尤其是慢性疼痛，原因比较复杂，影响因素较多。因此，除对机体的组织损伤给予有效治疗外，还应加强对患者的心理治疗和心理护理。

1. 减轻患者的心理压力

护士应与患者建立良好的护患关系，耐心倾听患者对疼痛的诉说，给他们以充分宣泄和表达的机会，充分理解患者的心情，并了解患者产生焦虑、恐惧、抑郁的原因，向患者解释其病情、疼痛的原因及规律性，减轻患者的心理压力，缓解其疼痛感受。

2. 分散注意力

可通过听音乐、看电视等方式分散患者对疼痛的注意力，使其疼痛处于抑制状态，减轻其疼痛感受。在给患者注射治疗时，与之边交谈边注射或轻柔地按摩局部，可分散患者的注意力，减轻注射所致的疼痛。

3. 积极暗示

消极暗示可引发或增加疼痛，积极暗示可减轻疼痛，故采用积极暗示可使患者放松、消除紧张，提高其疼痛阈值，对减轻疼痛或止痛有良好效果。如使用安慰剂或合理利用某些医生的权威性均可有效缓解患者的疼痛。

4. 指导想象

让患者集中注意力想象自己身处一个美好意境或风景中，再配以优美的音乐，可起到松弛和减轻疼痛的作用。做诱导性想象前，可先让患者做有节律的深呼吸，集中注意力，放松全身各部位肌肉，以减轻疼痛强度、增加患者的耐痛力。

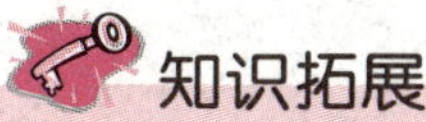

第五生命体征

随着医疗技术的不断发展和人们生活水平的逐渐提高，疼痛作为继体温、脉搏、呼吸、血压四大生命体征之后的第五项生命体征，正日益受到医学界及患者的广泛关注。疼痛诊断治疗作为边缘医学学科已经发展成为一个热门的、专业性及综合性很强的医学分支学科，并与其他医学学科关系密切且相互渗透。

1995 年，时任美国疼痛学会主席的 James Campbell 教授提出将疼痛列为第五大生命体征。

2002 年，在国际疼痛学会(IASP)召开的第十届世界疼痛大会上，与会专家达成共识——慢性疼痛是一种疾病。同时，IASP 决定从 2004 年开始，将每年的 10 月 11 日定为“世界镇痛日”。

5. 行为控制训练

当某些患者的疼痛行为得到亲友的鼓励和强化时，护士可适当使用行为治疗技术矫正患者不恰当的疼痛态度和行为表现，如诉苦、呻吟、畏缩、懒散等，指导患者家属忽视其疼痛的消极行为，强化其积极行为，降低患者的疼痛感受。另外，放松疗法和生物反馈疗法对治疗生理性和心理性疼痛，如紧张性头痛、偏头痛、背痛、腰痛等，效果较好。

四、手术患者的心理护理

手术是治疗疾病的重要临床手段，但同时也会给机体造成创伤。对接受手术治疗的患者而言，手术是一种比较严重的应激事件，无疑会引起各种消极的心理反应，可直接影响手术效果及术后康复。因此，护士应及时准确地了解手术患者的心理特点，采取积极有效的护理措施，帮助患者顺利度过手术。

(一)心理反应

1. 手术前患者的心理特点

焦虑、恐惧是术前患者最常见的心理反应，具体表现为紧张不安、忧心忡忡、坐立不安、睡眠障碍等，过度焦虑者还可出现心悸、胸闷、胸痛、气促、手发抖、出汗等心身反应。研究发现，术前患者的焦虑程度与术后康复效果存在着倒“U”形的函数关系。术前焦虑水平很高或很低的患者，术后心身反应大，恢复较慢，预后不佳；术前焦虑水平适中的患者，术后效果最好。

患者产生焦虑的主要原因包括对手术的安全性缺乏信心；担心手术效果，对主治医生的技术不信任；害怕术中或术后疼痛；其他，如家庭关系、人际关系、经济负担、前途问题等。

2. 手术中患者的心理特点

术中患者的心理反应主要是对手术过程的恐惧和对生命安全的担忧。手术前，患者置身于陌生的环境，受手术室紧张气氛的影响，患者的恐惧和焦虑心理加重；局部麻醉和椎管内麻醉患者，手术过程中处于清醒状态，手术中金属器械的碰撞声，以及对切口、出血情况的想象和内脏牵拉疼痛等均可使患者紧张、恐惧，其注意力大多集中于手术过程中的各种信息，并根据医护人员的言谈来判断自己病情的严重程度及手术进展是否顺利，因而紧张、恐惧情绪极为强烈。

3. 手术后患者的心理特点

手术后的患者大多会出现疾病痛苦解除后的轻松感，可出现一段积极的心理反应期。但部分患者在病情平稳、脱离生命危险后，也可能进入术后抑郁阶段，主要表现为悲观失望、自我感觉欠佳、睡眠障碍、缺乏动力、兴趣丧失、自责，甚至出现自杀倾向。这种情况多见于乳房、卵巢、子宫、睾丸切除术，颜面部手术，眼球摘除术，截肢及器官移植术的患者，患者因术后容貌、体象或性功能改变及身体的完整性遭到破坏而出现抑郁、焦虑等情绪反应。有精神分裂症、抑郁症、焦虑症等精神疾病的患者，可能因无法承受手术的应激与压力，导致精神疾病复发。

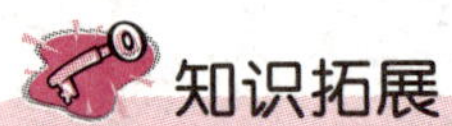

知识拓展

手术前患者的恐惧程度

手术前患者因紧张、恐惧、担忧，生理方面可出现血压升高、心率加快、呼吸加快、尿频、尿急等症状。手术前患者的反应程度可分为三级：Ⅰ级，轻度的紧张和担心，表现尚属自然，安静，睡眠改变，食欲减退；Ⅱ级，中度的紧张和担心，表现不自然，睡眠欠佳，胃纳有改变；Ⅲ级，严重的紧张和担心，坐立不安，睡眠差，食欲减退。

（二）心理护理

1. 术前患者的心理护理

术前患者的心理反应个体差异甚大，有研究认为，年轻的成人、女性及文化程度较高的患者反应较重，故心理护理应根据患者术前的心理反应、应对方式、病情和手术性质等灵活实施。

（1）提供手术相关信息：①详细介绍病情，阐明手术的重要性及必要性，尤其是手术安全性问题，帮助患者了解手术的目的、程序和可能发生的并发症等；②对于危险性大、手术复杂、心理负担重的患者，可向患者说明有关专家是如何反复研究其病情并确定最佳手术方案的，必要时强调患者实施手术的有利条件，使患者感到医护人员对其病情了解和对手术负责；③提供有关医院规章制度的信息，使患者对术后生活做好心理准备。

（2）行为控制：帮助患者学会行为控制技术，及时减轻患者的术前焦虑，如放松训练、分散注意力、深呼吸等。另外，患者的焦虑反应程度及方式取决于患者本身对手术的感受和认知，因此，通过认知行为技术纠正患者的认知偏差，以减轻其焦虑反应。如安排患者参观手术室，邀请手术室的巡回护士和器械护士到病房对患者进行术前访视，面对面地交流、沟通，使患者了解手术室的工作特点，了解手术情况和术中可能发生的疼痛及配合方法，使患者对医护人员产生信任感，可减轻患者术前的焦虑，同时也有利于其术中的配合和术后的积极康复。

（3）发挥社会支持的作用：安排家属、朋友及时探视，安慰和鼓励患者，增强其战胜疾病的信心。条件允许时，可安排患者与已手术成功的患者同住一室，充分利用病友间的相互交流，以达到缓解心理压力及榜样示范作用。

2. 手术中患者的心理护理

保持手术室环境清洁整齐，患者进入手术室后，护士应热情接待、亲切问候，主动介绍主刀医师、麻醉师及术中配合的方法，增强患者对手术的信心。手术中应注意遮盖患者的隐私部位，尽量减少身体暴露，必须暴露时，应先麻醉再摆放手术体位，以维护患者尊严。医护人员谈话应轻柔，遇到意外需冷静，忌惊慌失措，以免对患者产生消极暗示。当患者在清醒状态下手术时，医护人员应避免说令患者恐惧、担心的话，不谈论与手术无关的话题，不闲谈嬉笑、不接打手机、不窃窃私语，以免患者误解。对于需要做病理切片检查和等待检查结果以决定是否进一步手术的患者，医护人员应给予安慰。巡回护士应始终陪伴在患者旁边，密切观察其病情变化及心理反应，对于精神紧张者，可指导其进行深呼吸，以分散注意力。

3. 手术后患者的心理护理

（1）及时反馈手术信息：患者麻醉清醒后，应立即告之手术的有利信息，并给予支持、安慰和鼓励，以减轻其心理压力。对于手术过程不利的信息，一般只告诉家属，做好保护性医疗措施。

（2）疼痛护理：护士应告知患者术后疼痛的规律，使患者有充分的心理准备。护士可从患者的表情、姿势等非语言表达方式中观察疼痛的情况，鼓励其用语言表示疼痛，指导患者采取相应措施，如数数字、听音乐和采用放松技术等方法分散注意力，以减轻疼痛，必要时遵医嘱使用止痛药。

（3）克服抑郁：患者术后产生抑郁情绪的原因很多，护士应酌情实施针对性的心理护理。若患者因手术疗效的错误估计导致抑郁，护士应矫正其认知，告诉其正确的评价方法，即根据其自身特点、手术情况及术后检查情况进行客观评价，不能仅与自己术前或其他同类患者比较，要让患者感知其正在康复。对某些可能导致残疾的手术患者，护士要给予支持和鼓励，使其能正视和面对伤残的现实，积极对待人生。注意强化患者的社会支持系统，鼓励其亲朋好友勤来探视，帮助患者克服消极情绪。

五、传染病患者的心理护理

患者一旦被确诊患有某种传染病，不仅要遭受疾病的折磨，而且还需隔离治疗。隔离往往是对个体多种需要的限制与剥夺，而对患者来说，常常对自己被“隔离”缺乏思想准备，这必然会引起患者心理的剧烈变化，产生一些特有的不良心理反应。

(一)心理反应

1. 自卑、抑郁、孤独

传染病由于具有传染性，容易导致亲友有意无意的疏远，同时患传染病后，患者自己也会主动或被动地减少各种社交活动。为防止疾病传播，在接触传染病患者时，医护人员及患者家属都要采取一定的隔离措施，如穿隔离衣、戴口罩、戴手套，以及家属在家中使用各自的毛巾和餐具，并对患者用过的毛巾、餐具定期进行消毒等。患者若不能正确理解，会产生被歧视、被遗弃和被厌恶的感受，导致严重的自卑、抑郁，加上疾病恢复慢、住院时间长、生活单调，故而患者感到特别孤独、寂寞和苦闷。

2. 忧虑

忧虑是患者对疾病造成危害所产生的以担忧为主的一种情绪反应。患者表现为整日忧心忡忡，唉声叹气，愁眉不展，容易自我责备，对环境刺激过于敏感。产生忧虑心理的主要原因有以下几点：①担心疾病对事业、家庭、经济和生活的影响；②担心疾病不能治愈，担心在医院里再感染上其他疾病；③担心亲人及周围人的安全，担心自己的病是否已传染给他们等。

3. 恐惧

部分患者病情重、进展快、病死率高，可在短期内出现呼吸衰竭而死亡，如非典型肺炎、禽流感等。某些传染病没有特效药物，慢性迁延进展，如乙型肝炎，患者认为患病后无药可救。这类患者看到患同种疾病的室友病情加重，自己的治疗效果又不好时，容易产生强烈的恐惧心理。另外，严格的隔离措施增加了医患间的距离，使患者感到处于一种孤立无援的境地，从而加重了恐惧心理。

4. 其他心理

许多传染性疾病病程长、难根治、病情易反复，因此，患者易产生急躁、敏感、猜疑等心理变化。患者常因病情不能迅速好转而烦躁，因病情反复而苦恼，患病后往往变得敏感，听到别人低声言语，就以为是在议论自己的疾病，经常揣摩别人尤其是医生、护士谈话的含义。

(二)心理护理

1. 提供心理支持

护士应以积极、热情的情绪去影响和鼓励患者，理解其处境，创造条件使患者倾诉其感受、宣泄不良的负性情绪，减轻或消除患者与世隔绝的内心体验。护士应耐心做好患者家属的思想工作，让患者家属不要在情感上疏远和回避患者，给予患者更多的关心、支持和鼓励，使患者消除焦虑、恐惧、孤独、抑郁的情绪，树立战胜疾病的信心。

2. 知识宣教

护士应主动向患者及其家属讲解传染病的相关知识，指导患者及其家属科学认识传染病的危害性及隔离的必要性，使患者自觉遵守隔离制度，正确面对传染病，适应隔离生活，积极配合治疗护理工作。

3. 密切护患关系

传染病患者因被隔离，与社会交往减少，因此，密切护患关系显得更为重要。护士应同情和理解患者，要通过真诚、温暖、亲切的话语让患者感到护士是值得信赖的；尽量增加与患者的沟通，使患者感到护士可以成为他们精神上的依靠，形成深厚的护患情谊。

4. 提供适度刺激

为隔离患者提供电视、书报、棋具等多种多样的娱乐工具，开展健康有益的文体活动，如散步、做保健操等，尽可能让每位患者都融入集体。适当改变病室环境，如更换一束花、改变物品摆设等，都能一定程度上满足刺激的需要，消除患者的孤独感。

5. 尊重隐私

由于疾病具有传染性，大多数患者担心遭到社会歧视，希望医护人员对病情保密，尤其是艾滋病和性病等患者的隐私权需要受到保护。所以，护士必须加强品德修养，不向其他人泄露患者的隐私。

六、临终患者的心理护理

每个人都有求生的本能欲望，当身患绝症、面临死亡时，心情总是比较复杂的。当前人们死亡的主要原因是心血管疾病、脑血管疾病、呼吸系统疾病及癌症等，其中引起濒死感最强的疾病是癌症。患者在得知自己身患绝症后，往往会十分痛苦，严重时甚至导致其死亡。

(一)心理反应

多数人在面临死亡时都经历以下五个心理阶段。

1. 否认期

最初得知自己身患绝症时，患者典型的反应是震惊和否认，认为医生诊断错误或把名字搞错了。否认几乎是所有患者在开始认识到自己患有不治之症时的反应，这种否认是患者的一种心理防御机制，以保护其免受痛苦和震惊。

2. 愤怒期

当患者知道身患绝症是一个改变不了的事实时，最常见的反应是愤怒。“为什么命运偏偏对我不公平?”“为什么是我?”患者可能将愤怒发泄到配偶和医护人员身上。此时患者可表现为烦躁不安、抱怨别人对自己照顾不周、不喜欢医院的食物、对家庭成员提出不合理的要求等。

3. 妥协期

愤怒改变不了事实，患者进而开始妥协，心理变得平静，能理智面对现实问题。但他们还对生命抱有希望，常常会与医护人员商讨，提出一些条件以弥补内心的失落，在这一时期，患者对治疗态度积极，非常合作和顺从，只要能治好疾病，不惜一切代价。

4. 抑郁期

患者发现身体状况日益恶化，知道自己生命垂危，治疗无望时，极度伤感。临床表现为悲伤、退缩、情绪低落、沉默、哭泣等。这时患者极度沮丧、麻木、消沉，并急于安排后事，留下自己的遗言。大多数患者在这个时期不愿多说话，但又不愿孤独，希望家人整日陪伴，以度过生命最后的日子。

5. 接受期

在生命的最后阶段，患者心情十分平静，对死亡已有充分的准备，以平和的心态等待死亡的到来。这一阶段患者既不悲伤也不害怕，坦然地接受死亡。

上述五个心理阶段因人而异，有的可以重合，有的可以提前，有的可以推后，也有的可以始终停留在否认期。

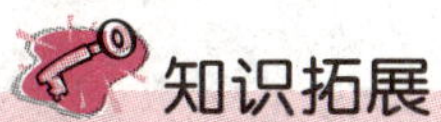
知识拓展

临终关怀

临终关怀是一种专注于在患者将要逝世前的几个星期甚至几个月的时间内，减轻其疾病的症状、延缓其疾病发展的医疗护理。临终关怀的目标是提高患者的生命质量，即不促进也不延迟患者死亡。其主要任务包括对症治疗、家庭护理、缓解症状、控制疼痛、减轻或消除患者的心理负担和消极情绪，使患者内心平静地面对死亡，直到身体的每一个细胞都停止活动，安详、有尊严且无憾地走完人生旅程。因此，临终关怀常由医生、护士、社会工作者、家属、志愿者，以及营养学和心理学工作者等多方面人员共同参与。

（二）心理护理

1. 否认期患者的心理护理

在否认期中，护士应当给予患者支持和理解。首先，不要揭穿患者的防御机制，不要强求患者面对现实，劝说家属顺应患者的内心需要，这既是对患者的尊重，也可使患者在心理上得到一定程度的安慰；其次，根据患者对自己病情的认识程度，护士要耐心倾听患者的诉说，使之消除被遗弃感，缓解其心灵创伤，使其时刻感受到护士的关怀，并因势利导，循循善诱，使患者逐步面对现实。

2. 愤怒期患者的心理护理

患者的愤怒是发自内心的恐惧与绝望，护士应接纳和理解患者的愤怒情绪，给予机会让患者表达愤怒，以更好地宣泄负性情绪。此时，对患者要更加真诚和体贴，要疏导发怒的患者，必要时配合使用药物，帮助其平息愤怒情绪。此期要多陪伴患者，保护患者的自尊，尽量满足患者的心理需求。

3. 妥协期患者的心理护理

处于妥协期的患者，正在用合作、友好的态度试图推迟死亡期限，尽量避免死亡的命运。护士应尽可能满足患者的各种需求，努力为患者减轻疼痛，缓解其症状，使患者身心感到相对的舒适，创造条件让患者安详地度过生命的最后时光。必要时配合使用药物，以控制症状、减轻痛苦。

4. 抑郁期患者的心理护理

对抑郁期患者，护士应当认真评估患者的抑郁情况，给予同情和照顾，允许患者自由地表达其悲哀情绪。同时应让其家属多探望和陪伴，使患者有更多的时间和自己的亲人在一起，尽量帮助患者完成他们未完成的事情，顺利度过抑郁期，防止自伤、自杀等严重行为的发生。

5. 接受期患者的心理护理

接受期患者能够理性地思考即将到来的死亡，对自己的身后之事也能够理性地一一安排。此时，护士应该尊重患者的选择，尊重患者的信仰，让家属继续陪伴患者，不要勉强与患者交谈，不过多打扰患者，给予患者最大支持，保证患者临终前的生活质量，使患者在良好的护理服务中安详、平静地告别人间，带着对人间生活的满足走向生命的终点。

第四节　患者家属的心理护理

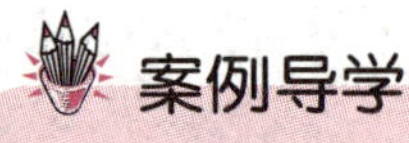

伤心的患者家属

吴某，男，38岁，已婚，因白血病晚期住院治疗。患者夫妻两人早年到马来西亚工作，有了一些积蓄，本打算开一个餐馆。不料在一次看病时被诊断为白血病，在当地接受治疗2年，效果欠佳，出现癌细胞全身转移，现转回国内医治。夫妻俩在国内没有什么亲戚、朋友，只有一位70多岁的老母亲，患者的妻子每天都在病房悉心照顾丈夫，心身已非常疲惫。有一天，患者的妻子回家拿东西时，患者又出现全身剧痛，而妻子又没有在身旁陪伴、照顾，更觉得疼痛难忍。当患者的妻子回到病房时，患者认为妻子抛弃他，就把怨气都发泄在妻子身上，患者的妻子终于忍不住，在病房伤心地哭了起来。

请思考：作为责任护士，如何为该患者家属提供心理护理？

一、儿童患者家属的心理护理

孩子一旦得病，家长往往特别紧张、焦虑不安，甚至痛不欲生。家长的紧张和焦虑会影响儿童，增加儿童的心理负担，使其出现情绪和行为的变化；家长对医院、医院人员的态度，也会对儿童产生影响。因此，护士需对家长提供心理支持，缓解他们的负性情绪，并调动他们的积极性，使其在患儿康复过程中发挥重要作用。

(一)提供心理支持

护士可向儿童患者家属详细介绍医院环境和病区设施，以及主管医生和护士，告知家长可提供的帮助，让家长尽快熟悉就医环境。向家长介绍患儿的病情、发病原因、一般治疗方案、护理措施、饮食护理方法等。在进行检查和治疗前，主动介绍检查和治疗的目的、步骤和方法，以诚恳的态度告诉家长："我们将会最大限度地减少患儿的痛苦"，以取得家长的理解和配合。帮助家长正确对待患儿的病情变化，对预后良好的疾病，可用鼓励的语言，让家长看到治愈的希望；对预后较差的疾病，可用婉转的语言，安慰家长，给予心理支持；对慢性疾病，可告知家长现在医学技术的进步，鼓励家长不要放弃希望；对病情发展较快的疾病，可用肯定的语言告诉家长，医院会尽最大的努力进行治疗，增强家长的信心。

(二)其他心理表现及护理

1. 容忍行为

容忍行为表现为家长对患儿的不合理要求也给予满足，甚至许多错误的行为(如打骂医护人员等)也不加管教。他们认为孩子生病是自己照顾不周造成的，对孩子有歉疚感。

护理措施：对家长的心情表示理解，同时向家长指出过度容忍、溺爱孩子不利于儿童身心健康发展，为家长提供一些科学、合理的解决方法，帮助他们正确对待和处理孩子的不合理要求及行为。

2. 依赖性增强

依赖性增强表现为家长对患儿日常生活上的照顾也依赖护士，对自己缺乏信心，生怕自己的动作会伤及孩子。

护理措施：教给家长正确的日常护理知识，如怎样正确更换尿布，怎样保持患儿皮肤清洁，如何正确喂养患儿，如何及时添加辅食等，指导家长独立进行患儿的日常护理，有利于家长掌握护理知识及护理工作的开展。

3. 同病相怜感

同病相怜感表现为相同疾病的患儿家长非常容易沟通，有同病相怜感，新入院的患儿家长有时对其他患儿家长的信任程度更甚于医生。

护理措施：利用这一心理，向大家推荐积极配合治疗和护理而使疾病恢复良好的病例，由这些家长亲自指出配合护理的重要性和有利之处，从而使家长能够主动配合护理。但要避免家长间相互传所谓的"偏方"，一旦发现，应及时制止，并向家长指出这样做的错误和严重后果。

二、急危重症患者家属的心理护理

(一)为家属提供疏泄情感的机会

急危重症患者发病急、病情变化快，家属面对突发性事件担心失去亲人，担心医疗费用，缺乏疾病的相关知识，因此，存在强迫、焦虑、抑郁等不良心理状态。护士要诚恳、热情地对待患者家属，对女性家属应让其有哭泣和倾诉的机会，这样有助于疏泄家属的紧张和焦虑情绪。中年患者承担着家庭和社会的多种角色，其家属较其他年龄的家属更易发生心理冲突，护士要及时给予帮助。

首先对家属的心情表示同情和理解，然后引导他们从患者的角度思考，为避免不良情绪对患者的影响，嘱其尽快调整心理状态，稳定情绪，以平和的心态去关心和鼓励患者，增强患者战胜疾病的信心。

（二）及时向家属反馈患者的病情

文化程度高的家属，对患者病情的发生、发展及转归有较科学的认识；文化程度低的家属，由于受自身文化知识的限制，可能对疾病的信息了解较少，易产生茫然感。因此，护士应用通俗易懂的语言为家属讲解患者的病情、所采取的抢救治疗措施等，使家属能及时了解患者的诊断、治疗和预后，消除不必要的担心和焦虑。

三、临终患者家属的心理护理

（一）指导家属控制好情绪

家属是临终患者最亲近的人，也是患者力量的源泉和精神的支柱，家属所能起到的作用在某些方面是任何人都取代不了的。临终患者家属在护理患者时的任务很繁重，有时患者因为心情不好、家属照顾不周，还会对家属辱骂、发脾气。护士应让家属了解到患者这样做是一种痛苦的发泄方式，是患者基于对家属的信任，而把家属作为一个发泄痛苦的对象；让家属理解患者的做法并非具有敌意，从而减少家属的一些不利于患者康复的行为。此外，有的家属只要谈及患者的病情就不能控制自己的情绪，在患者面前痛哭流涕。护士应对这类家属给予理解和安慰，劝其不要在患者面前流露刺激性语言和动作，以免影响患者情绪；劝其鼓励患者积极治疗，争取生的希望。

（二）指导家属合理安排，保持精力照顾患者

绝大部分家属难以承受精神和经济上的负担，可能为了生计疏于对患者的照顾。此时，护士不应一味指责家属，应以爱心与患者家属进行有效的交流、沟通，给予关怀，为其提供适当的帮助；指导其如何有利于自身健康和保存体力，尽可能减少无谓的体力和精力的消耗。极少数患者家属由于长期照顾患者，受精神、体力的影响，加上无力承担高昂的治疗费用，对患者的治疗失去信心。此时，护士应给予家属更多的关心，了解他们的想法及面临的困难，给予耐心的解释及心理安慰，让他们有精力陪伴和照顾亲人。

（李　祎）

本章小结

患者的心理需要不同于正常人的心理需要，有其独特的规律，患者在安全的需要和自尊的需要方面比正常人更为强烈，更希望被医护人员接纳和重视，以便于获得更多的信息，了解自己的病情。患者患病后会产生一系列心理变化，这些变化会影响疾病的发展和转归。调节好患者的心理，使患者有一个良好心态，可以使治疗与护理获得事半功倍的效果。在临床上，因患者的年龄不同、病种不同、治疗方法不同，以及病程急慢和病情轻重都存在差异，患者会产生不同的心理变化，医护人员需要对其实施不同的心理护理。在护理过程中，护理人员与患者关系的好坏直接影响到诊疗和护理过程的正常进行。加强护患沟通，掌握沟通技巧，创造融洽和谐的护患关系是对患者成功实施心理护理的基石。

目标检测

A1 型题

1. 患者最常见、最重要的心理变化是(　　)
   A. 人格变化　B. 情绪变化　C. 意志变化
   D. 认知功能改变　E. 兴趣变化
2. 对患者来说，最重要、最优先的需要是(　　)
   A. 生理的需要　B. 安全的需要　C. 尊重的需要
   D. 爱和归属的需要　E. 自我实现的需要
3. 热情接纳和关心患者，可以满足患者(　　)
   A. 爱与归属的需要　B. 安全的需要　C. 信息的需要
   D. 活动与刺激的需要　E. 人际交往的需要
4. 患者求医过程中，引起愤怒反应最常见的因素是(　　)
   A. 医院环境不好　B. 医疗负担过大　C. 疾病无法治愈
   D. 医患之间产生冲突　E. 患者期望值过高，无法实现目标
5. 患慢性病的患者易出现沮丧的原因是(　　)
   A. 久病的折磨　B. 家庭的经济负担　C. 家人的厌烦
   D. 他人的歧视　E. 以上都是
6. 刚入院的新患者最强烈的需要是(　　)
   A. 安全的需要　B. 交往的需要　C. 尊重的需要
   D. 情感的需要　E. 信息的需要
7. 患者渴望亲属陪伴的最主要原因是(　　)
   A. 获得起居照顾　B. 获得饮食改善　C. 获得安全保障
   D. 获得精神满足　E. 获得信息需要
8. 健康人初次患较严重的疾病，首先出现的心理反应是(　　)
   A. 恐惧与绝望　B. 焦虑与忧心忡忡　C. 否认与侥幸
   D. 抱怨与负罪　E. 轻视和忽视
9. 下列关于焦虑的描述，错误的是(　　)
   A. 焦虑在人们日常生活中普遍存在
   B. 焦虑常伴明显的生理反应
   C. 焦虑有损人们的身心健康
   D. 适度焦虑有益于个体适应变化
   E. 过度焦虑会对身心健康造成不良影响
10. 严重的抑郁情绪常会导致患者(　　)
    A. 产生轻生想法和自杀行为　B. 食欲减退　C. 睡眠减少
    D. 自主神经功能紊乱　E. 性欲减退
11. 对无亲属陪护的住院婴幼儿，护士应适时进行(　　)
    A. 搂抱　B. 抚摸　C. 哄逗
    D. 微笑　E. 以上都是
12. 急危重症患者由于病势凶险，最容易出现的心理反应是(　　)
    A. 震惊　B. 否认疾病　C. 对死亡恐惧

D. 对治疗有信心　E. 等待死亡

13. 多数老年患者的自尊心强，突出的心理需要是受到医护人员的(　　)

A. 重视与尊重　B. 体贴和照顾　C. 教育与指导

D. 关怀和爱护　E. 服从与冷落

14. 慢性病患者由于病程较长，症状固定或反复发作，易出现(　　)

A. 心境抑郁　B. 揣测心理　C. 恐惧心理

D. 乐观面对　E. 情绪紧张

15. 青年期患者的心理特点不包括(　　)

A. 寂寞与孤独　B. 震惊与否认　C. 敏感与多疑

D. 失望与悲观　E. 急躁与焦虑

16. 在急危重症患者面前，护士不能谈论病情，是防止(　　)

A. 给患者造成不良心理创伤　B. 给患者造成紧张情绪　C. 给患者造成孤独情绪

D. 给患者造成抑郁情绪　E. 给患者造成恐惧情绪

17. 全麻手术患者醒来后护士最先应做的事情是(　　)

A. 询问患者的感受　B. 帮助患者缓解疼痛　C. 给予药物治疗

D. 及时反馈手术信息　E. 帮助患者克服抑郁

18. 对于已确诊癌症的患者应如何告知其病情(　　)

A. 婉转暗示　B. 马上告知　C. 视患者具体情况而定

D. 隐瞒到底　E. 交由家属决定

19. 下列不是慢性病患者心理反应的是(　　)

A. 被动依赖　B. 震惊与否认　C. 猜疑

D. 心境不佳　E. 易受暗示

20. 下列关于护士与患者家属的沟通，错误的是(　　)

A. 向家属反馈患者的病情

B. 指导家属主动配合护理

C. 与家属的过激行为进行争辩

D. 提供心理支持

E. 缓解家属负性情绪

A2 型题

21. 对患者实施心理护理时，患者提出有关本人疾病的问题时，护士应(　　)

A. 尽可能回避，不予回答

B. 告诉患者有关病情应由医生回答

C. 将全部病情告诉患者，并详细解释发病机制

D. 注意保护性医疗，恰当解释病情

E. 尽量安慰患者，使其毫无顾虑

22. 张某，男，42 岁。因患风湿性心脏病置换心脏瓣膜而住院进行手术，术前准备阶段患者失眠、恐惧，害怕手术发生意外。此时护士不应采取的措施是(　　)

A. 评估引发患者表现的原因

B. 向患者说明手术的必要性

C. 教会患者使用放松技术

D. 请家属给予患者心理支持

E. 告诉患者根本不需要考虑手术意外

23. 某患者需插鼻饲管，心中紧张害怕，于是就插鼻饲管的问题询问了数名护士，护士均回答“不痛”。但实际操作中，患者实在难以忍受，无法抑制地痛哭流涕，无奈只好将管拔出。第1次插鼻饲管失败的原因主要是(　　)

A. 患者自尊的需要没有得到满足

B. 患者安全的需要没有得到满足

C. 患者信息的需要没有得到满足

D. 患者爱与归属的需要没有得到满足

E. 以上都不是

24. 患者自述：2周过去了，觉得在医院实在难熬。医院既无患者散步休息的活动场所，又严禁患者外出，犹如将患者禁锢在一个狭小的天地里，颇有丧失自由之感。人怎么能脱离现实世界呢？下列说法正确的是(　　)

A. 说明患者需要信息

B. 说明患者存在孤独感

C. 说明患者需要适当的活动与刺激

D. 说明患者需要接纳和关心

E. 以上均是

25. 刘某，女，36岁。1个月前因乳腺癌进行手术。术后一般情况良好，但近1周来该患者情绪低落，常常独自流泪，对自己的生存非常悲观，各种兴趣下降，睡眠浅，易早醒，甚至出现轻生的念头。患者的这种情绪是(　　)

A. 焦虑　　B. 恐惧　　C. 抑郁

D. 绝望　　E. 愤怒

26. 胡某，男，85岁。确诊为晚期肝癌，患者对死亡已有充分准备，内心十分平静，说明该患者已进入(　　)

A. 否认期　　B. 愤怒期　　C. 妥协期

D. 接受期　　E. 抑郁期

27. 王某，女，48岁。因月经失调、潮热、失眠、多疑、脾气暴躁到医院就诊，得知是由更年期综合征引起时，感到自己一下子变老了，生活没有希望了，更加忧心、心境低落。该患者的心理表现是(　　)

A. 焦虑　　B. 恐惧　　C. 愤怒

D. 抑郁　　E. 孤独

A3 型题

(28～30题共用题干)

患儿，女，9个月。因患肺炎入院，入院当天患儿哭闹不停，不愿离开母亲。

28. 此时该患儿主要的心理压力来源是(　　)

A. 身体形象改变　　B. 缺乏对疾病的认识　　C. 中断学习

D. 离开亲人和接触陌生人　　E. 失眠、做噩梦

29. 该患儿主要的心理反应是(　　)

A. 分离性焦虑　　B. 谵妄　　C. 痴呆

D. 担心　　E. 攻击别人

30. 对该患儿进行心理护理时，错误的是(　　)

A. 首次接触患儿时先和母亲谈话

B. 突然从父母怀中将患儿抱过来

C. 为患儿做治疗时先给予抚摸

D. 了解患儿住院前的生活习惯

E. 保持与患儿父母的密切联系

目标检测答案

第八章　护士心理健康与维护

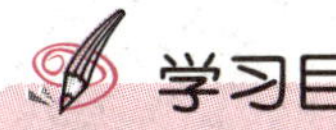

学习目标

1. 掌握护士职业心理素质的概念；掌握护士心理健康的维护。
2. 熟悉护士应具备的职业心理素质；熟悉护士职业心理素质的培养。
3. 了解影响护士心理健康的因素。

随着护理模式的转变，护理职业对护士的综合素质提出了更高要求。具有良好的职业心理素质是现代护理模式对每位护士的基本要求，也是提高护理质量的重要保证。

第一节　护士职业心理素质与培养

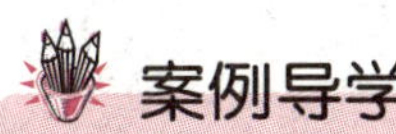

案例导学

面对绝症患者的护士

刘某，女，23岁，因晕倒在地入院。入院经过相关检查后，患者被确诊为脑瘤，专家认为只能保守治疗，这就意味着患者的生命没有太长时间了。虽然已经住院治疗，但是患者的病情仍逐渐加重，患者也感觉到自己的身体每况愈下，因此经常问护士："我是不是快死了？"语气中透着绝望。护士小李在每一次接触患者时，都会通过温暖的眼神、甜美的微笑、治疗性的肢体接触、鼓励安慰的话语给予患者心灵上的支持，并教会患者家属学会面对现实。通过护士的心理护理干预，患者焦虑的情绪较前有明显的改善。

请思考：

1. 该案例体现了护士的哪些职业心理素质？
2. 如何培养护士的职业心理素质？

一、护士职业心理素质

（一）护士职业心理素质的概念

护士职业心理素质是指护士在从事护理工作时各种心理活动表现出来的稳定的心理特征，是从事护理职业的心理基础，也是成为一名优秀护士的必备条件之一。

（二）护士职业心理素质对患者和护理工作的影响

1. 护士职业心理素质对患者的影响

护士的心理品质对于患者的情绪与治疗效果有重要影响。具有良好职业心理素质的护士，不仅能在特殊职业环境中保持良好的心境，而且能以良好的情绪状态为患者提供有效的心理和社会支持，为患者创造一个有利于心身健康的环境，使患者以最佳的心理状态接受治疗。在护理过程中，良好的职业心理素质能使护士及时发现患者的病情变化和心身需要，及时消除患者的不良情绪并改善消极行为，使患者能积极主动地配合各种治疗，有利于患者病情的康复。

2. 护士职业心理素质对护理工作的影响

整体护理模式的建立，要求护士不仅要掌握护理专业技能，还要为患者提供包括心理护理在内的全方位的护理。而良好的职业心理素质是护士为患者实施心理护理的基础，使护士更有针对性地对患者的心理问题进行干预，从而减缓患者的病理进程，也对患者的心身健康起着重要的推动作用。另外，良好的职业心理素质是护士取得护理操作成功的重要因素，如在对患者实施输液、灌肠等诸多技术操作过程中，护士必须保持冷静，力求稳、准、细，这样不仅可以减轻患者的痛苦，消除患者的恐惧心理，取得患者和家属的信任，而且有利于提高护理工作的整体质量。

二、护士应具备的职业心理素质

(一)敏锐的观察力

护士是否具有敏锐的观察力是衡量护士职业心理素质的首要标志。护士对患者及时、仔细、准确和全面的观察，有利于获取患者的信息，发现和预测病情的变化，对帮助医生诊断、及时抢救患者等具有非常重要的作用。护士只有具备敏锐的观察力，才能更好、更快地发现患者的不良心理反应，准确把握患者的心理状况，并能及时采取有效的措施进行针对性的护理，提高治疗效果。

(二)准确的记忆力

临床护理工作内容多且烦琐，每一项任务都有严格的时间、方法、数量和对象的要求，每个患者又有不同的治疗需要，这就要求护士必须具备较强的记忆力，在执行医嘱和护理操作时做到准确量化、无误差，否则可能贻误病情甚至造成事故的发生。

(三)独立分析及判断的思维能力

国外专家认为，现代护理独立功能约占70%，而依赖功能只占30%左右。由于护理工作的对象主要是不同疾病状态的患者，每个患者的病情时刻处于变化之中，虽然医嘱是医生思维的结果，一般来说是合乎客观规律的，应当执行，但如果护士像“机器人”那样执行医嘱，缺乏独立思考能力，也会在盲目执行中出现差错。因此，有独立分析、判断思维能力的护士是按医生的思路去思考，再在病程的动态变化过程中发现问题，发挥其独立思维能力，对每个患者做出准确的护理诊断。

(四)注意的灵活性

护理工作多而烦琐，患者的病情又变化莫测，这就要求护士在临床护理工作中要具备注意的全部优秀品质。只有具备了注意的稳定性，护士才能沉着稳重、有条不紊地处理好护理工作；只有具备了注意的集中性，护士才能聚精会神地做好护理工作；只有具备了注意的分配性，护士才能对患者边观察、边思考、边谈话、边做好护理工作。护理工作经常是在有限的时间内从一项工作转向另一项工作，要做到清清楚楚、准确无误，依靠的就是注意的灵活性。

(五)情绪的稳定性

护士情绪的波动，对患者及其家属都有强烈的感染性。护士特定的工作性质，要求护士必须始终保持良好的情绪状态，为患者创造一个良好的情绪氛围，这就要求护士必须具备较强的情绪调控能力。在患者面前，护士应注意控制自身不良的情绪状态，做到遇事不慌、遇纠缠不怒、悲喜有节，尽力为患者营造一个积极、乐观的治疗和护理环境，增强患者的安全感，激发患者对治愈的信心。

(六)良好的人格特征

气质和性格是人格特征的两个重要方面。从气质来看，一般认为多血质、黏液质及混合型气质的个体，具有谨慎、深思、平静、节制、活泼、健谈、开朗、善交际等特征，比较适合护士职业的要求。护士在工作中，应塑造自身既热情又冷静、既耐心又果断、既快又稳，以及既富有同情心，又不轻易动感情的优秀护士的气质特征。同时，护士在工作中还要注重观察、分析和研究患者的气质类型，以便因势利导，因人施护。

有学者提出，护士应当具备的性格特征包括对患者诚恳、正直、热情、有礼貌、乐于助人等；对工作满腔热情、认真负责、机智、果断、沉着冷静、作风严谨、干净利落等；对自己开朗又稳重、自尊又大方、自爱又自强。护士应根据自己工作的特点，着意培养“护士性格”，以适应工作的需要。

(七)良好的人际交往和沟通能力

护士在整个医疗过程中处于人际交往的中心环节，扮演着举足轻重的特殊角色。在临床工作中，护士既是医生与患者的桥梁，又是帮助患者完成角色转变的主要承担者。护士与患者及患者家属接触的时间比医生要多，而护士与医生在工作上又是密切相关、不可分割的医疗活动整体，这就显示了护士人际关系的重要性。护士与患者的关系融洽，有利于患者的身心健康；护士与医生的关系融洽，就会在整个医疗护理过程中配合默契，得心应手。护士只有具备良好的人际交往和沟通能力，才能更好地建立各种和谐的人际关系，使患者感受到和谐安全的治疗氛围，有利于患者保持良好的心情，更好地配合治疗和护理。

三、护士职业心理素质的培养

(一)培养护士具备良好的职业态度和价值观

护士只有具备良好的职业道德，才能理解护理工作的价值和意义，才能懂得应该怎样工作，从而主动地培养自身良好的职业心理素质。因此，应根据护理专业特点，培养护士具备正确的职业态度和价值观，培养护士诚实的品格、较高的慎独修养和高尚的职业操守；培养护士应有的职业素养，如反应迅速、思维敏捷、态度温和、遇事沉着、应对从容、刚毅果断、埋头实干、持之以恒；培养护士对任何患者都表现出热情、同情、有耐心、有礼貌的态度；培养护士热爱护理工作，忠于护理职业，具有为人类健康服务的奉献精神，主动做好各项护理工作，最大限度地为患者提供优质的护理。

(二)掌握必要的心理学知识

加强自我修养、自我磨炼和自我体验，是护士培养良好心理素质的重要方法和途径之一。日常工作中，应对护士进行相关心理学理论的培训，使护士掌握必要的心理学知识，更好地认识自我，完善自身的人格，提高应对能力，在遇到压力时懂得运用心理学理论和方法来缓解压力，保持积极、乐观、健康的职业心态。

(三)提高护士的护理水平和临床操作技能

护士只有全面掌握护理知识和各项操作技能，才能为患者提供更好、更优质的服务。因此，护士应利用一切机会，通过多种途径提高自己的业务水平，认真学习理论知识，熟练掌握各项临床操作技能。只有不断提高自身的护理水平，才能树立信心，在遇到紧急情况时，以沉着、冷静的心态，不慌、不忙、不急、不躁、准确、及时、迅速地进行处理，确保各项护理任务的顺利完成。

(四)加强实践锻炼

护理实践是培养护士良好职业心理素质的主要途径。护士在护理实践中应有意识、自觉地锻炼自我，在工作中严格遵守各项护理规章制度，严格按照规程操作，以端庄的仪态，热情、和蔼、耐心的态度对待每一位患者，认真听取患者及其家属的批评与意见，学人之长，避人之短，不断吸收他人的优秀经验，克服自身的不足，在实践中进步成长。同时，护士还应在实践中不断进行自我评价，巩固成绩，克服不足，逐步提高自身的职业心理素质。

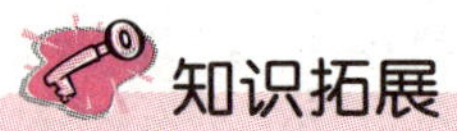

知识拓展

现代护士角色

护士角色是社会所期望的适于护士的行为，其形成源于职业的要求，并随着社会的变迁而变化。随着护理模式的转变，现代护士角色功能包括护理活动执行者、护理计划者、护理管理者、健康教育者、健康协调者、健康咨询师、患者代言人和护理研究者。

第二节　护士心理健康的影响因素及维护

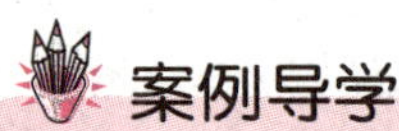

案例导学

心身健康出状况的护士

小兰是某医院急诊科的护士。由于该医院护士比较少，因此小兰要经常轮值夜班。每天面对不同的患者，且患者的病情也各不相同，再加上在急诊科随时会遇上因突发事件而入院的患者，小兰不敢有丝毫的懈怠。长期高强度的工作导致小兰经常难以入睡，出现头痛、食欲减退、注意的集中性下降、思维的灵活性变差、焦虑等情况。

请思考：

1. 护士小兰为什么会出现上述状况？影响小兰心身健康的原因是什么？
2. 作为护士，应怎样维护自身的心身健康？

一、护士心理健康现状

护士的心理健康水平，与其工作量大小、工作紧张程度、个体的职业角色适应性等密切相关，如急诊科、外科、重症监护室、手术室等科室的护士的心理健康问题相对较多。国内很多研究者使用SCL－90对护士的心理健康状况进行调查，结果显示，护士的SCL－90总分及阳性项目高于常模，说明护士的心理健康水平总体低于全国平均水平，其心理健康状况不容乐观。护士的心理问题以躯体化、强迫、抑郁、焦虑、人际敏感等症状为主，主要表现为身体出现不适感，如头痛、肌肉痛等；有时候无法控制地出现毫无意义的行为和思想；心情经常低落，生活缺乏活力；做事容易烦躁及紧张，总是坐立不安；人际交往中会出现自卑感、表现不自在等。

二、影响护士心理健康的因素

（一）社会因素

人们受传统观念的影响，认为护理工作只不过是一些打针、发药之类的简单工作，对护理工作持有偏见，把患者的康复归功于医生，对护士和医生的态度截然不同。护士为患者、为社会付出了艰辛劳动却得不到公平对待；护士对患者的精心治疗、严密观察、亲切对待得不到理想回应；再加上职称晋升、进修深造、福利待遇等问题不尽如人意，使护士的自尊和自我实现的心理需要得不到满足。调查表明，多数护士具有强烈的职业责任感，喜爱自己的工作，但在自我体验上感到护理工作受到轻视，认为护士的社会地位不高，自身的劳动价值得不到社会的理解和尊重，导致多数护士存在自卑感。

（二）工作环境的压力

护士工作繁忙、琐碎，而且人员短缺，轮班制导致生活无规律，超负荷的工作状态和长期紧张的体力、脑力劳动，造成护士身心疲倦；感染性疾病的增多，使护士身处职业危害当中，护理人员对自身健康关注的焦虑度也明显提高；临床工作中各种错综复杂的人际关系，特别是护患关系的冲突，使护士长期承受着无形的压力，导致心理负荷加重。另外，护理知识的不断更新，对护士的要求也越来越高。随着科学技术的发展，新技术、新设备不断应用于临床，要求护士必须熟练掌握；各级医院对护士学历层次的要求也不断提升，促使护士中专升大专、大专升本科，再加上护理继续教育、“三基”训练、晋升考试、进修学习等各种考核，使护士应接不暇、倍感压力，常常产生力不从心的焦虑感，易导致“心身耗竭综合征”。

（三）个人因素

有调查显示，护理差错、护理纠纷的产生，很多是由护士自身的原因造成的，主要是由工作情绪不良所致。有些护士职业心理素质较低，未受过心理方面的教育和训练，缺乏良好的应对技巧，一旦出现不良情绪，不懂得用科学的方法进行调节，容易造成人际关系冲突，给自身带来很大的心理压力，进而影响工作。

三、护士心理健康的维护

（一）树立正确的人生观，保持积极的情绪

护士应树立正确的人生观，倡导服务患者、服务大众的敬业精神，客观评价自我在社会的地位，并恰当地调整心理需要。护士应有事业心、进取心和责任心，有较强的职业角色意识，并以此作为自我实现的需要，从而自觉努力工作，正确对待自己和周围的一切，获得心理平衡。护士应保持积极、健康、乐观、愉悦的情绪，热爱护理工作，用积极的情绪感染和影响患者。

（二）注重培养对挫折的承受能力

护士要提高自身的应对能力，避免和消除因工作挫折而产生的心理困扰。一是必须对护理工作中出现的挫折有充分的心理准备，学习、积累应对各种困难和挫折的经验，心理准备越充分，挫折感就越弱，心理承受能力就越强，这是自我心理保护的有效措施；二是拓展自身的知识领域，丰富自身知识储备，以培养和提高自己评价事物的能力，在挫折面前能随机应变，摆脱心理困扰，以更大的热情做好工作；三是护士应有明确的自我调控意识，主动掌握自身的生理、心理特点，防止产生心理失衡，提高心理承受能力。

（三）合理宣泄消极情绪

如果消极情绪长时间积压在心里，就会引起机体内部环境失调。护士在工作中应学会运用各种恰当的方式来缓解心理压力，消除不良情绪造成的负面影响。在特定场合，采取恰当的方式对适宜对象合理宣泄消极情绪，能有效地缓解心理压力和紧张，恢复心理平衡。如遇到难以忍受的刺激、苦闷时，可向亲人、好友等信任的人倾诉，以释放心理压力，获得心理上的轻松和满足。

（四）建立和谐的人际关系

与他人建立良好的关系，是保持心理健康的必要条件。护士人际关系复杂，应主动创造一个融洽的人际环境。首先，护士要理解、宽容、尊重他人，以积极的心理、和蔼的态度对待患者和同事，创造团结友爱、和谐愉快的工作环境；其次，与亲戚朋友和睦相处，争取他们对自身工作的理解和支持，可使自己的不良情绪得以宣泄，以保持心理平衡和健康。

（五）科学的生活方式

护士的生活比较单调，应改变“从家庭到医院，再从医院到家庭”这种两点一线的单一生活方式。合理安排生活节奏，正确定位工作、生活和人际关系。学会在繁忙中寻得休息，下夜班后要保证充足的睡眠和丰富的营养供应，以满足身体能量的消耗。培养广泛的兴趣爱好，业余时间可以养花、养鱼、种草、种树、听音乐、散步及参加文体娱乐活动等，以调节情感、调和气血，利于心身健康。

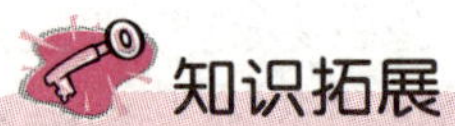

护士的职业倦怠

职业倦怠是个体长期处于工作压力状态下的一种负性认知和情感反应，包括情感耗竭、人格解体和个人成就感降低三种现象。临床表现为疲惫不堪，精力丧失；对待服务对象有负性的、冷淡的、过度疏远的态度；个体的胜任感与个人成就感明显下降。国内曾有调查显示，护士的职业倦怠在各行业中排名第一，这与护士职业的工作超负荷有很大关系。

解决护士的职业倦怠需要从以下方面着手：①加强社会支持，如医院创造良好的工作环境，避免护士超负荷工作；应用激励因素，使临床护士在工作中受到激励并感到满意，充分调动其内在积极性，并给予护士最大限度的社会支持和良好的社会回报等，降低护士的应激反应水平，从而有效降低护士的职业倦怠感。②培养护士积极的应对方式，可有效预防其职业倦怠。③引导护士合理规划自己的职业生涯，不断学习，提高应对工作压力的能力。

（牛力华　赵　莹）

本章小结

护士职业心理素质是指护士在从事护理工作时各种心理活动表现出来的稳定的心理特征，是从事护理职业的心理基础。护士应具备的职业心理素质包括敏锐的观察力、准确的记忆力、独立分析及判断的思维能力、注意的灵活性、情绪的稳定性，以及良好的人格特征、人际交往和沟通能力。加强护士职业心理素质的培养，应注重培养护士具备良好的职业态度和价值观、掌握必要的心理学知识、提高护士的护理水平和临床操作技能、加强实践锻炼。护士应通过树立正确的人生观，保持积极的情绪，注重培养对挫折的承受能力，建立和谐的人际关系及科学的生活方式，以提高自身的心理健康水平。

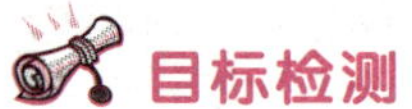

A1 型题

1. 护士心身健康的决定性影响因素是其（　　）
   A. 个体特质　　B. 职业心态　　C. 嘈杂环境
   D. 工作压力　　E. 成就动机
2. 一位年轻的心肌炎女患者，在即将病愈出院时的一次服药中，突然听到护士惊呼其所属床号的药发错了，随即倒地抽搐，继而发生室颤，最终因救治无效而死亡。事后分析认为该事件可能涉及护士的（　　）
   A. 忠于职守　　B. 高度负责　　C. 气质类型
   D. 情绪调控能力　　E. 人际能力
3. 下列关于护士应具备的职业心理素质的描述，正确的是（　　）

A. 敏锐的观察力　　B. 情绪的稳定性　　C. 准确的记忆力
D. 良好的人际沟通能力　　E. 以上都是

4. 下列关于护士应具备良好的人格特征的描述，错误的是(　　)
A. 谨慎　　B. 果断　　C. 富有同情心
D. 冷淡　　E. 热情

5. 下列关于护士心理健康现状的描述，错误的是(　　)
A. 躯体化症状　　B. 精神分裂　　C. 强迫症状
D. 焦虑症状　　E. 人际敏感

6. 护士胜任职业角色的最主要因素是(　　)
A. 气质与性格类型　　B. 人际能力　　C. 社会适应性
D. 情绪调控能力　　E. 忠于职守

7. 护士心理健康的维护，要做到(　　)
A. 树立正确的人生观　　B. 养成科学的生活方式　　C. 合理宣泄消极情绪
D. 建立和谐人际关系　　E. 以上都是

8. 影响护士心理健康的心理－社会因素，主要包括(　　)
A. 社会对护理工作的偏见　　B. 得不到社会的公平对待　　C. 自尊心受到伤害
D. 工作压力　　E. 以上都是

9. 护士长期处于高压状态的原因包括(　　)
A. 高强度的工作时间　　B. 特殊的工作环境　　C. 护士自身的性格气质
D. 相关的社会家庭因素　　E. 以上都是

10. 培养护士良好的职业心理素质，应注重(　　)
A. 培养护士具备良好的职业态度和价值观
B. 掌握必要的心理学知识
C. 提高护士的护理水平和临床操作技能
D. 加强实践锻炼
E. 以上都是

目标检测答案

实验指导

实验一　气质调查分析

一、实验目的

(1)掌握气质调查表的使用方法。

(2)能根据气质调查表的数据分析自己的气质类型，做出自我评价并提出优化人格的建议。

二、实验原理

气质与高级神经活动关系密切，高级神经活动的特点使人表现出不同的行为特征。因此，根据个体的行为表现，可以判断其气质类型。

三、实验准备

气质调查表和气质类型计分表。

四、实验程序

1. 教师讲解实验要求和操作步骤

教师讲解气质调查表和气质类型计分表的使用方法、操作步骤、评分及注意事项等。

2. 进行气质问卷调查

教师指导学生集体进行气质问卷调查，并各自阅题、答卷、计算、评价结果。

3. 小组讨论

(1)将学生分为若干个小组，每组3~5人。

(2)分析自己的气质类型有哪些优点和不足。

(3)在今后的学习、生活和护理工作中应注意哪些问题？如何扬长避短？

4. 教师分析总结

气质调查分析，使学生明确自己的气质类型，并了解各种气质类型的优缺点，以利于学生更好地规划自己的职业生涯，在临床工作中根据患者的气质类型提供有针对性的护理措施。

五、实验结果和处理

1. 评定气质类型

将各题的得分填入“气质类型计分表”(实验表1-1)，计算出各类型的总分，按下述标准评定气质类型。

(1)如果某气质类型得分均高出其他三种气质类型4分以上，则可确定为该气质类型；如果该气质类型得分超过 20 分，则为典型型；如果得分在 10～20 分，则为一般型。

(2)两种气质类型得分相近，其差异少于 3 分，而且又明显高于其他两种气质类型 4 分以上，则可确定为这两种气质类型的混合型。

(3)三种气质类型得分相接近而且均高于第四种气质类型，则为三种气质类型的混合型，如多血－胆汁－黏液质混合型或多血－胆汁－抑郁质混合型等。

实验表 1－1　气质类型计分表

胆汁质	题号	2	6	9	14	17	21	27	31	36	38	42	48	50	54	58	总分
	得分																
多血质	题号	4	8	11	16	19	23	25	29	34	40	44	46	52	56	60	总分
	得分																
黏液质	题号	1	7	10	13	18	22	26	30	33	39	43	45	49	55	57	总分
	得分																
抑郁质	题号	3	5	12	15	20	24	28	32	35	37	41	47	51	53	59	总分
	得分																
结果解释		您的气质类型是：															

2. 填写实验报告

学生根据自己的气质类型分析自身的气质类型特点，并写出优化气质的具体措施。

六、本实验在临床护理中的应用

通过本实验，学生可以了解自己的气质类型及主要特点，以便在护理工作中发挥自己的优势。同时还可以了解自己的不足之处，通过工作实践，完善个人的职业人格。教师可以指导学生在以后的护理工作中，运用气质调查分析的科学观点和方法，观察和了解不同患者的气质类型及主要特点，依据患者的气质特点选择不同的交往方式，更好地建立护患关系，并有针对性地进行心理护理，有效地预防和控制心身疾病的发生、发展，提高护理质量。

（刘文沃）

实验二　常用心理评定量表的使用

一、实验目的

(1)了解标准化心理测验的基本特征、实施条件等。

(2)学会 SCL－90、SAS、SDS、LES、A 型行为类型评定量表等常用的评定量表的使用方法和解释原则。

二、实验原理及注意事项

1. 实验原理

评定量表的目的清楚，划分级别明确，能比较客观地反映评估对象的心理状况，能对患者症状的主观感受及其行为的客观观察做出分级和量化评定。

2. 注意事项

根据不同目的，选用合适的评定量表，操作过程、评分、结果的解释须遵循标准化原则。

三、实验准备

(1)学生掌握标准化心理测验的基本理论和技术。
(2)准备 SCL－90、SAS、SDS、LES、A 型行为类型评定量表五种常用评定量表及答题纸。

四、实验程序

(1)教师讲解各种评定量表的作用、构成、实验方法、评分、结果解释及注意事项。
(2)教师指导学生按照标准化心理测验的要求认真作答，并要求如实回答。
(3)学生统计分数，分析结果，撰写实验报告。

五、实验结果和处理

按照评分方法计算分数，并按照常模对结果进行解释，写出实验报告。

六、本实验在临床护理中的应用

在临床护理工作中，护士可通过观察法及访谈法评估患者的身心状况，但难免受到主观因素的影响，因此，必要时可借助心理评定量表对患者的心理状况进行客观的评定，为正确制订心理护理计划收集必要的资料。在心理评估中，评定量表因其使用简便、经济，以及结果较全面、客观而被广泛使用。

（陆斯琦）

实验三　放松训练

一、实验目的

(1)通过实验掌握放松训练的方法，学会有意识地控制自己的心理生理活动。
(2)能通过放松技术帮助他人和自己调节紧张情绪。

二、实验原理

身体肌肉放松与情绪紧张是相互制约的关系。在同一时刻，个体身上这两种状态不可能同时存在。一种状态的出现必然导致另一种状态的减弱或消除。因此，放松技术就是使全身肌肉得到深度放松，以身体肌肉放松的状态对抗紧张的情绪，从而达到消除紧张和强身祛病的目的。

三、实验准备

(1)准备放松训练室一间，要求安静、光线柔和、环境适宜。
(2)准备放松训练音频。
(3)准备多媒体设备。

四、实验程序

(1)教师讲授放松训练的方法和要点。

(2)用多媒体设备播放放松训练音频。

(3)学生根据放松训练音频的指导进行放松训练。

五、本实验在临床护理中的应用

放松训练是对抗紧张、焦虑的常用方法，和其他行为疗法相结合，可治疗各种焦虑症、恐惧症等神经症，且对各种心身疾病具有很好的疗效。在临床护理工作中，可通过让患者进行放松训练来辅助治疗多种疾病。放松训练，可以帮助患者尽可能地消除焦虑、紧张、恐惧的情绪，以便更好地配合医生治疗，加快疾病的康复。

（*汤雅婷*）

实验四　心理护理训练

一、实验目的

通过案例讨论分析，了解患者的心理活动特点，掌握心理护理的基本程序和针对不同患者的心理护理技巧。

二、实验原理

护士通过各种途径和技巧，运用护理心理学的理论和技能，采取积极有效的心理护理措施，使患者能够主动配合治疗，促进疾病更快康复。

三、实验准备

案例资料如下。

1. 案例一

慢性病患儿的心理护理(详见第七章第二节案例导学)。

2. 案例二

急危重症患者的心理护理(详见第七章第三节案例导学)。

3. 案例三

患者家属的心理护理(详见第七章第四节案例导学)。

4. 案例四

中年期癌症患者的心理护理

张某，男，50岁，某单位中层干部。他工作成绩显著，深受上级领导及同事们的喜爱；妻子贤惠，女儿聪明伶俐，拥有一个幸福的家庭；平时身体非常健康，喜爱运动。在一次年度体检时，经核磁共振检查，张某被确诊为肺癌，入院准备手术治疗。患者在单位同事及家人面前表现得非常乐观，但在夜间常独自流泪，并反复询问护士：“我不抽烟，也不喝酒，怎么会得这个病呢?”“医生是否搞错了？有没有更好、更先进的检查方法?”入院3天来，他睡眠不佳，担心工作、家庭及自己的预后。妻子知道丈夫患病的消息后，全身发软，时常精神恍惚，悲观、失落。

请思考：

(1)作为责任护士，你如何为该患者提供心理护理？

(2)如何指导患者家属尽快稳定情绪，面对现实？

5. 案例五

脑血管意外老年患者的心理护理

陈某，男，76岁，大学退休教师。平时喜欢唱歌、跳舞、绘画，退休后常到老干部活动中心参加活动。有45年的吸烟史，每天20支左右，有冠心病史10余年。丧偶，独居。有一个儿子，儿子、儿媳平时对其很孝顺；还有一个正读初中的孙子，学习成绩优秀。1个月前，陈某在活动中心突感一侧肢体无力，急送院治疗，被诊断为脑血管意外。面对突如其来的身体变化，患者情绪非常低落，担心预后情况，同时患者的依赖性也增强。在患者儿子出差无法及时来探望时，患者常借故发脾气，甚至摔东西。经治疗患者的病情得到控制，但其最担心的问题还是出现了，患者出现了右下肢活动障碍的后遗症。患者对出院后的生活忧心忡忡，但每每谈及孙子，又喜上眉梢，津津乐道。

请思考：

(1)该患者在住院期间出现了哪些心理反应？作为责任护士应如何为该患者提供心理护理？

(2)对该患者所担心的出院后的问题，作为责任护士应如何指导患者获取家庭、社会的支持？

四、实验程序

1. 分组

全体学生分为10个小组。

2. 案例讨论

每两个小组讨论一个案例，并制订出针对该案例的心理护理计划。

3. 汇报讨论结果

每个小组选派1名同学汇报讨论结果。

五、实验结果和处理

教师对每个案例讨论结果进行讲评，比较每两个小组所采取的护理措施的全面性和针对性。

六、本实验在临床护理中的应用

心理护理作为现代护理的重要组成部分，已成为护士的重要工作内容之一。本实验通过讨论、分析等方法，培养学生实施心理护理的基本技能，使其能根据患者现存的和潜在的心理问题进行心理护理干预，更好地适应未来的护理实践工作。

（李　祎）

附　录

附录一　常用心理量表及问卷

一、气质调查表

指导语：下面60道题可以帮助您大致确定自己的气质类型，请仔细阅读每一条，根据您的实际情况和感受，在相应的方格内划一个“√”。其中，完全一致：2分；比较一致：1分；不确定：0分；不太一致：-1分；很不一致：-2分。

题号	内容	完全一致	比较一致	不确定	不太一致	很不一致
1	做事力求稳妥，不做无把握的事	□	□	□	□	□
2	遇到使你生气的事就怒不可遏	□	□	□	□	□
3	宁肯一人干事，也不愿意和很多人在一起	□	□	□	□	□
4	到一个新环境很快就能适应	□	□	□	□	□
5	厌恶那些强烈的刺激，如尖叫、噪声、危险镜头等	□	□	□	□	□
6	和人争吵时，总想先发制人，喜欢挑衅	□	□	□	□	□
7	喜欢安静的环境	□	□	□	□	□
8	善于和人交往	□	□	□	□	□
9	羡慕那些善于克制自己感情的人	□	□	□	□	□
10	生活有规律，很少违反作息制度	□	□	□	□	□
11	在多数情况下情绪是乐观的	□	□	□	□	□
12	碰到陌生人觉得很拘束	□	□	□	□	□
13	遇到令人气愤的事，能很好地自我克制	□	□	□	□	□
14	做事总是有旺盛的精力	□	□	□	□	□
15	遇到问题常常举棋不定，优柔寡断	□	□	□	□	□
16	在人群中不觉得过分拘束	□	□	□	□	□
17	情绪高昂时，觉得什么都有趣，情绪低落时，又觉得干什么都没意思	□	□	□	□	□
18	当注意力集中于一件事物时，很难把别的事放到心上	□	□	□	□	□
19	理解问题总比别人快	□	□	□	□	□
20	碰到危险情况时，有极度恐怖感	□	□	□	□	□
21	对工作、学习、事业有很高的热情	□	□	□	□	□
22	能够长时间做枯燥、单调的工作	□	□	□	□	□
23	符合兴趣的事，干起来劲头十足，否则就不想干	□	□	□	□	□

续表

题号	内容	完全一致	比较一致	不确定	不太一致	很不一致
24	一点小事就能引起情绪波动	□	□	□	□	□
25	讨厌那些需要耐心细致的工作	□	□	□	□	□
26	与人交往不卑不亢	□	□	□	□	□
27	喜欢参加气氛热烈的活动	□	□	□	□	□
28	爱看感情细腻、描写人物内心活动的文学作品	□	□	□	□	□
29	工作、学习时间长了，常感到厌倦	□	□	□	□	□
30	不喜欢长时间谈论一个问题，愿意实际动手干	□	□	□	□	□
31	宁愿侃侃而谈，不愿窃窃私语	□	□	□	□	□
32	别人说我总是闷闷不乐	□	□	□	□	□
33	理解问题常比别人慢些	□	□	□	□	□
34	疲倦时只要短暂的休息就能精神抖擞，重新投入工作	□	□	□	□	□
35	心里有话宁愿自己想，不愿说出来	□	□	□	□	□
36	认准一个目标就希望尽快实现，不达到目的，誓不罢休	□	□	□	□	□
37	学习、工作同样长时间后，常比别人更疲倦	□	□	□	□	□
38	做事有些鲁莽，常常不考虑后果	□	□	□	□	□
39	老师讲授新知识时，总希望他讲解慢些，多重复几遍	□	□	□	□	□
40	能够很快地忘记那些不愉快的事情	□	□	□	□	□
41	做作业或完成一项工作，总比别人花的时间多	□	□	□	□	□
42	喜欢运动量大的剧烈体育活动，也喜欢参加多种文艺活动	□	□	□	□	□
43	不能很快把注意力从一件事转移到另一件事上去	□	□	□	□	□
44	接受一个新任务后，就希望把它迅速解决	□	□	□	□	□
45	认为墨守成规比冒风险要强些	□	□	□	□	□
46	能够同时注意几件事物	□	□	□	□	□
47	当我烦闷的时候，别人很难使我高兴起来	□	□	□	□	□
48	爱看情节跌宕起伏、激动人心的小说	□	□	□	□	□
49	对工作认真、严谨，持始终一贯的态度	□	□	□	□	□
50	和周围的人的关系总是相处不好	□	□	□	□	□
51	喜欢复习学过的知识，重复做已经掌握的工作	□	□	□	□	□
52	喜欢变化大、花样多的工作	□	□	□	□	□
53	小的时候会背的诗歌，我似乎比别人记得更清楚	□	□	□	□	□
54	别人说我“出语伤人”，自己并不觉得这样	□	□	□	□	□
55	在体育活动中，常因反应慢而落后	□	□	□	□	□
56	反应敏捷，头脑机智	□	□	□	□	□
57	喜欢有条理而不甚麻烦的工作	□	□	□	□	□
58	兴奋的事情常使我失眠	□	□	□	□	□
59	老师讲的新概念我常常听不懂，但是弄懂后就难忘记	□	□	□	□	□
60	假如工作枯燥无味，马上就会情绪低落	□	□	□	□	□

二、SCL－90

指导语：以下表格中列出了有些人可能存在的问题，请仔细阅读每一条，然后根据您最近一周的实际感觉，在相应的方格内划一个“√”。其中，无：1 分；很轻：2 分；中度：3 分；偏重：4 分；严重：5 分。

题目	无	很轻	中度	偏重	严重
1. 头痛	□	□	□	□	□
2. 神经过敏，心中不踏实	□	□	□	□	□
3. 头脑中有不必要的想法或字句盘旋	□	□	□	□	□
4. 头晕或晕倒	□	□	□	□	□
5. 对异性的兴趣减退	□	□	□	□	□
6. 对旁人责备求全	□	□	□	□	□
7. 感到别人能控制您的思想	□	□	□	□	□
8. 责怪别人制造麻烦	□	□	□	□	□
9. 健忘	□	□	□	□	□
10. 担心自己的衣饰是否整齐及仪态是否端正	□	□	□	□	□
11. 容易烦恼和激动	□	□	□	□	□
12. 胸痛	□	□	□	□	□
13. 害怕空旷的场所或街道	□	□	□	□	□
14. 感到自己的精力下降，活动减慢	□	□	□	□	□
15. 想结束自己的生命	□	□	□	□	□
16. 听到旁人听不到的声音	□	□	□	□	□
17. 发抖	□	□	□	□	□
18. 感到大多数人都不可信任	□	□	□	□	□
19. 胃口不好	□	□	□	□	□
20. 容易哭泣	□	□	□	□	□
21. 同异性相处时感到害羞不自在	□	□	□	□	□
22. 感到受骗，中了圈套或有人想抓住您	□	□	□	□	□
23. 无缘无故地突然感到害怕	□	□	□	□	□
24. 自己不能控制地大发脾气	□	□	□	□	□
25. 怕单独出门	□	□	□	□	□
26. 经常责怪自己	□	□	□	□	□
27. 腰痛	□	□	□	□	□
28. 感到难以完成任务	□	□	□	□	□
29. 感到孤独	□	□	□	□	□
30. 感到苦闷	□	□	□	□	□

续表

题目	无	很轻	中度	偏重	严重
31. 过分担忧	□	□	□	□	□
32. 对事物不感兴趣	□	□	□	□	□
33. 感到害怕	□	□	□	□	□
34. 您的感情容易受到伤害	□	□	□	□	□
35. 旁人能知道您的私下想法	□	□	□	□	□
36. 感到别人不理解您、不同情您	□	□	□	□	□
37. 感到人们对您不友好，不喜欢您	□	□	□	□	□
38. 做事必须做得很慢以保证做得正确	□	□	□	□	□
39. 心跳得很厉害	□	□	□	□	□
40. 恶心或胃部不舒服	□	□	□	□	□
41. 感到比不上他人	□	□	□	□	□
42. 肌肉酸痛	□	□	□	□	□
43. 感到有人在监视您、谈论您	□	□	□	□	□
44. 难以入睡	□	□	□	□	□
45. 做事必须反复检查	□	□	□	□	□
46. 难以做出决定	□	□	□	□	□
47. 怕乘电车、公共汽车、地铁或火车	□	□	□	□	□
48. 呼吸有困难	□	□	□	□	□
49. 一阵阵发冷或发热	□	□	□	□	□
50. 因为感到害怕而避开某些东西、场合或活动	□	□	□	□	□
51. 脑子变空了	□	□	□	□	□
52. 身体发麻或刺痛	□	□	□	□	□
53. 喉咙有梗塞感	□	□	□	□	□
54. 感到前途没有希望	□	□	□	□	□
55. 不能集中注意力	□	□	□	□	□
56. 感到身体的某一部分软弱无力	□	□	□	□	□
57. 感到紧张或容易紧张	□	□	□	□	□
58. 感到手或脚发重	□	□	□	□	□
59. 想到死亡的事	□	□	□	□	□
60. 吃得太多	□	□	□	□	□
61. 当别人看着您或谈论您时感到不自在	□	□	□	□	□
62. 有一些不属于您自己的想法	□	□	□	□	□
63. 有想打人或伤害他人的冲动	□	□	□	□	□
64. 醒得太早	□	□	□	□	□
65. 必须反复洗手、点数	□	□	□	□	□

续表

题目	无	很轻	中度	偏重	严重
66. 睡得不稳、不深	□	□	□	□	□
67. 有想摔坏或破坏东西的想法	□	□	□	□	□
68. 有一些别人没有的想法	□	□	□	□	□
69. 感到对别人神经过敏	□	□	□	□	□
70. 在商店或电影院等人多的地方感到不自在	□	□	□	□	□
71. 感到任何事情都很困难	□	□	□	□	□
72. 感到一阵阵恐惧或惊恐	□	□	□	□	□
73. 感到在公共场合吃东西很不舒服	□	□	□	□	□
74. 经常与人争论	□	□	□	□	□
75. 单独一人时神经很紧张	□	□	□	□	□
76. 别人对您的成绩没有做出恰当的评价	□	□	□	□	□
77. 即使和别人在一起也感到孤单	□	□	□	□	□
78. 感到坐立不安、心神不定	□	□	□	□	□
79. 感到自己没有什么价值	□	□	□	□	□
80. 感到熟悉的东西变得陌生或不像是真的	□	□	□	□	□
81. 大叫或摔东西	□	□	□	□	□
82. 害怕会在公共场合晕倒	□	□	□	□	□
83. 感到别人想占您的便宜	□	□	□	□	□
84. 为一些有关性的想法而很苦恼	□	□	□	□	□
85. 认为应该因为自己的过错而受到惩罚	□	□	□	□	□
86. 感到要很快把事情做完	□	□	□	□	□
87. 感到自己的身体有严重问题	□	□	□	□	□
88. 从未感到和其他人很亲近	□	□	□	□	□
89. 感到自己有罪	□	□	□	□	□
90. 感到自己的脑子有毛病	□	□	□	□	□

三、SAS

指导语：以下表格中列出了有些人可能存在的问题，请仔细阅读每一条，然后根据您最近一周的实际感觉，在相应的方格内划一个“√”。其中，无/偶尔有：1 分；有时有：2 分；经常有：3 分；总是如此：4 分。

项目	状态			
	无/偶尔有	有时有	经常有	总是如此
1. 我觉得比平时容易紧张或着急	□	□	□	□
2. 我无缘无故地感到害怕	□	□	□	□
3. 我容易心里烦乱或觉得惊恐	□	□	□	□

续表

项目	状态			
	无/偶尔有	有时有	经常有	总是如此
4. 我觉得我可能将要发疯	□	□	□	□
*5. 我觉得一切都很好，也不会发生什么不幸	□	□	□	□
6. 我手脚发抖打战	□	□	□	□
7. 我因为头痛、颈痛和背痛而苦恼	□	□	□	□
8. 我感觉容易衰弱和疲乏	□	□	□	□
*9. 我觉得心平气和，并且容易安静坐着	□	□	□	□
10. 我觉得心跳得很快	□	□	□	□
11. 我因为一阵阵头晕而苦恼	□	□	□	□
12. 我要晕倒发作或觉得要晕倒似的	□	□	□	□
*13. 我吸气、呼气都感到很容易	□	□	□	□
14. 我的手脚麻木和刺痛	□	□	□	□
15. 我因为胃痛和消化不良而苦恼	□	□	□	□
16. 我常常要小便	□	□	□	□
*17. 我的手脚常常是干燥、温暖的	□	□	□	□
18. 我脸红发热	□	□	□	□
*19. 我容易入睡并且一夜都睡得很好	□	□	□	□
20. 我做噩梦	□	□	□	□

注：＊为反评题。

四、SDS

指导语：以下表格中列出了有些人可能存在的问题，请仔细阅读每一条，然后根据您最近一周的实际感觉，在相应的方格内划一个“√”。其中，无/偶尔有：1 分；有时有：2 分；经常有：3 分；总是如此：4 分。

项目	状态			
	无/偶尔有	有时有	经常有	总是如此
1. 我感到情绪沮丧、郁闷	□	□	□	□
*2. 我感到早晨心情最好	□	□	□	□
3. 我要哭或想哭	□	□	□	□
4. 我晚上睡眠不好	□	□	□	□
*5. 我吃饭像平时一样多	□	□	□	□
*6. 我与异性密切接触时和以往一样感到愉快	□	□	□	□
7. 我发现我的体重在下降	□	□	□	□
8. 我有便秘的烦恼	□	□	□	□
9. 我的心跳比平时快	□	□	□	□
10. 我无缘无故感到疲乏	□	□	□	□
*11. 我的头脑跟平常一样清楚	□	□	□	□

续表

项目	状态			
	无/偶尔有	有时有	经常有	总是如此
*12. 我做事情像平时一样不感到困难	□	□	□	□
13. 我坐卧不安，难以保持平静	□	□	□	□
*14. 我感到未来有希望	□	□	□	□
15. 我比平时更容易生气激动	□	□	□	□
*16. 我觉得做出决定是容易的	□	□	□	□
*17. 我感到自己是有用的人，有人需要我	□	□	□	□
*18. 我的生活过得很有意义	□	□	□	□
19. 我认为假若我死了别人会过得更好些	□	□	□	□
*20. 我仍旧喜爱自己平时喜爱的东西	□	□	□	□

注：* 为反评题。

五、A 型行为类型评定量表

指导语：请根据您的情况回答下列问题，凡是符合您的情况的就在“是”字下面的方格内划一个“√”，凡是不符合您的情况的就在“否”字下面的方格内划一个“√”。每个问题必须回答，答案无所谓对与不对，好与不好。请尽快回答，不要在每个问题上有太多思索，回答时不要考虑“应该怎样”，只要回答您平时“是怎样”就可以了。

项目	是	否
1. 我常常力图说服别人同意我的观点	□	□
2. 即使没有什么要紧事，我走路也很快	□	□
3. 我经常感到应该做的事很多，有压力	□	□
4. 我自己决定了的事，别人很难使我改变主意	□	□
5. 我常常因为一些事大发脾气或和人争吵	□	□
6. 遇到买东西排长队时，我宁愿不买	□	□
7. 有些工作我根本安排不过来，只能临时挤时间去做	□	□
8. 我上班或赴约时，从不迟到	□	□
9. 当我正在做事，谁要是打扰我，不管有意无意，我都非常恼火	□	□
10. 我总看不惯那些慢条斯理、不紧不慢的人	□	□
11. 有时我简直忙得透不过气来，因为该做的事情太多了	□	□
12. 即使跟别人合作，我也总想单独完成一些更重要的部分	□	□
13. 有时我真想骂人	□	□
14. 我做事情喜欢慢慢来，而且总是思前想后	□	□
15. 排队买东西，要是有人插队，我忍不住要指责他或出来干涉	□	□
16. 我觉得自己是个无忧无虑、逍遥自在的人	□	□
17. 有时连我自己都觉得我所操心的事远远超过我应该操心的范围	□	□
18. 无论做什么事，即使比别人差，我也无所谓	□	□
19. 我总不能像有些人那样，做事不紧不慢	□	□
20. 我从没有想过要按照自己的想法办事	□	□

续表

项目	是	否
21. 每天的事情都使我的神经高度紧张	□	□
22. 在公园里赏花、观鱼等，我总是自己先看完，再等着同来的人	□	□
23. 对别人的缺点和毛病，我常常不能宽容	□	□
24. 在我所认识的人里，个个我都喜欢	□	□
25. 听到别人发表不正确的见解，我总想立即纠正他	□	□
26. 无论做什么事，我都比别人快一些	□	□
27. 当别人对我无礼时，我会立即"以牙还牙"	□	□
28. 我总觉得我有能力把一切事情办好	□	□
29. 聊天时，我总是急于说出自己的想法，甚至打断别人的话	□	□
30. 人们认为我是一个相当安静、沉着的人	□	□
31. 我觉得世界上值得我信任的人实在不多	□	□
32. 对未来我有许多想法，并总想一下子都能实现	□	□
33. 有时我也会说别人的闲话	□	□
34. 尽管时间很宽裕，我吃饭也快	□	□
35. 听人讲话或报告时我常替讲话人着急，总想着还不如我来讲	□	□
36. 即使有人冤枉了我，我也能忍受	□	□
37. 我有时会把今天该做的事拖到明天去做	□	□
38. 人们认为我是一个干脆、利落、高效率的人	□	□
39. 当有人对我或我的工作吹毛求疵时，很容易挫伤我的积极性	□	□
40. 我常常感到时间已经晚了，可一看表还早呢	□	□
41. 我觉得我是一个非常敏感的人	□	□
42. 我做事总是匆匆忙忙的，力图用最少的时间做尽量多的事情	□	□
43. 如果犯错了，我每次都愿意承认	□	□
44. 坐公共汽车时，我总觉得司机开车太慢	□	□
45. 无论做什么事，即使看着别人做不好我也不想拿来替他做	□	□
46. 我常常为工作没做完，一天又过去了而感到忧虑	□	□
47. 很多事情如果由我来负责，情况要比现在好得多	□	□
48. 有时我会想到一些坏得说不出口的事	□	□
49. 即使受工作能力和水平很差的人所领导，我也无所谓	□	□
50. 必须等待什么的时候，我总是心急如焚，像热锅上的蚂蚁	□	□
51. 当事情不顺利时我就想放弃，因为我觉得自己能力不够	□	□
52. 假如我可以不买票看电影，而且不会被发觉，我可能会这样做	□	□
53. 别人托我办的事，只要答应了，我从不拖延	□	□
54. 人们认为我做事很有耐性，干什么都不会着急	□	□
55. 约会或乘车、船，我从不迟到，假如对方耽误了，我就恼火	□	□
56. 我每天看电影，不然心里不舒服	□	□
57. 许多事情本来可以大家分担，可我喜欢一个人去干	□	□
58. 我觉得别人对我的话理解太慢，甚至理解不了我的意思似的	□	□
59. 人们说我是个厉害的、暴性子的人	□	□
60. 我常常比较容易看到别人的缺点而不容易看到别人的优点	□	□

六、生活事件量表

指导语：下面是每个人都有可能遇到的一些日常生活事件，究竟是好事还是坏事，可根据个人情况自行判断。这些事件可能对个人有精神上的影响（体验为紧张、压力、兴奋或苦恼等），影响的轻重程度各不相同，影响持续的时间也不一样。请您根据自己的情况，实事求是地回答下列问题，在相应的区域划一个"√"，填表不记姓名，完全保密。

生活事件名称	事件发生时间				性质		精神影响程度					影响持续时间				备注
	未发生	一年前	一年内	长期性	好事	坏事	无影响	轻度	中度	重度	极重	三个月内	半年内	一年内	一年以上	
举例：房屋拆迁			√			√		√					√			
家庭有关问题：																
1. 恋爱或订婚																
2. 恋爱失败、破裂																
3. 结婚																
4. 自己(爱人)怀孕																
5. 自己(爱人)流产																
6. 家庭增添新成员																
7. 与爱人父母不和																
8. 夫妻感情不好																
9. 夫妻分居(因不和)																
10. 夫妻两地分居(工作需要)																
11. 性生活不满意或独身																
12. 配偶一方有外遇																
13. 夫妻重归于好																
14. 超指标生育																
15. 本人(爱人)做绝育手术																
16. 配偶死亡																
17. 离婚																
18. 子女升学(就业)失败																
19. 子女管教困难																
20. 子女长期离家																
21. 父母不和																
22. 家庭经济困难																
23. 欠债																
24. 经济情况显著改善																
25. 家庭成员重病、重伤																
26. 家庭成员死亡																
27. 本人重病或重伤																
28. 住房紧张																
工作学习中的问题：																
29. 待业、无业																

续表

生活事件名称	事件发生时间				性质		精神影响程度					影响持续时间				备注
	未发生	一年前	一年内	长期性	好事	坏事	无影响	轻度	中度	重度	极重	三个月内	半年内	一年内	一年以上	
30. 开始就业																
31. 高考失败																
32. 扣发奖金或罚款																
33. 突出的个人成就																
34. 晋升、提级																
35. 对现职工作不满意																
36. 工作学习中压力大(如成绩不好)																
37. 与上级关系紧张																
38. 与同事邻居不和																
39. 第一次远走他乡异国																
40. 生活规律重大变动(饮食睡眠规律改变)																
41. 本人退休、离休或未安排具体工作																
社交与其他问题:																
42. 好友重病或重伤																
43. 好友死亡																
44. 被人误会、错怪、诬告、议论																
45. 介入民事法律纠纷																
46. 被拘留、受审																
47. 失窃、财产损失																
48. 受意外惊吓，发生事故、自然灾害																
如果您还经历了其他生活事件，请依次填写:																
49.																
50.																

附录二　护理心理学教学大纲

（供高职高专护理学专业用）

一、课程任务

护理心理学是护理专业学生必修的一门专业应用课程，是研究护理人员和护理对象在护理情境下的心理现象及其活动规律，以及如何运用心理学的理论和方法解决护理实践中的心理问题，以实施最佳护理的一门应用学科。本课程主要介绍心理学基础知识、心理健康与心理卫生、心理应激与心身疾病、心理障碍、心理护理的基本技能、患者心理及其心理护理、护士心理健康与维护等内容，同时注重心理护理能力的训练。其主要任务是使学生掌握患者心理活动及其行为发生的规律，培养良好的心理品质和健全的人格，并能运用心理评估、心理咨询与心理治疗、心理护理等技术去解决临床护理实践中患者的心理问题，以维护和促进其心身健康，从而实现为护理对象提供整体服务的专业目标。

二、课程目标

1. 掌握护理心理学基本理论、基本知识与基本技能。

2. 熟悉心理－社会因素在疾病发生、发展、预防、诊断、治疗中的作用，建立疾病与健康的整体观。

3. 学会运用心理学基本知识分析患者的心理现象。

4. 能依据应激理论，有效降低患者的心理应激反应强度，促进患者康复。

5. 具有判断心理健康与异常、异常心理的性质及处理问题的能力。

6. 学会运用心理评估、心理咨询与心理治疗及心理护理的基本技能，对护理对象实施良好的心理护理。

7. 具有科学学习和自主学习、独立分析和解决问题、角色转化和适应社会的能力。

8. 在未来的工作中，能够应用心理学知识思考、分析和解决面临的问题，培养良好的职业心理素质和职业责任感，适应现代护理模式的要求。

三、教学时间分配

教学内容	学时		
	理论	实践	总学时
1. 绪论	2		2
2. 心理学基础知识	8	2	10
3. 心理健康与心理卫生	2		2
4. 心理应激与心身疾病	6		6
5. 心理障碍	2		2
6. 心理护理的基本技能	10	4	14
7. 患者心理及其心理护理	6	2	8
8. 护士心理健康与维护	2		2
合计	38	8	46

四、教学内容和要求

章节	教学内容	教学要求	教学活动参考	参考学时	
				理论	实践
一、绪论	(一)心理学概述 1. 心理学与心理现象 2. 心理的实质 (二)护理心理学概述 1. 护理心理学的概念 2. 护理心理学的研究对象与任务 3. 护理心理学的研究方法 (三)医学模式的转变与护理心理学 1. 医学模式 2. 现代医学模式对护理工作的指导意义 3. 学习护理心理学的意义	 掌握 熟悉 掌握 熟悉 了解 熟悉 掌握 熟悉	理论讲授 多媒体演示	2	

续表

章节	教学内容	教学要求	教学活动参考	参考学时	
				理论	实践
二、心理学基础知识	(一)心理过程				
	1. 认知过程	熟悉			
	2. 情绪与情感过程	了解			
	3. 意志过程	熟悉			
	(二)人格		理论讲授	8	2
	1. 人格概述	掌握	课堂讨论		
	2. 人格心理倾向	掌握	多媒体演示		
	3. 人格心理特征	熟悉			
	4. 自我意识	学会			
	实验一：气质调查分析		技能实践		
三、心理健康与心理卫生	(一)心理健康与心理卫生概述				
	1. 心理健康与心理卫生的概念	掌握			
	2. 心理健康的评估标准	熟悉			
	3. 心理健康的维护	了解			
	(二)各年龄段人群的心理特征与心理卫生		理论讲授		
	1. 胎儿期	熟悉	课堂讨论	2	
	2. 儿童期		多媒体演示		
	3. 青春期				
	4. 青年期				
	5. 中年期				
	6. 老年期				
四、心理应激与心身疾病	(一)心理应激				
	1. 心理应激的概念	掌握			
	2. 应激源	熟悉			
	3. 应激反应	掌握			
	4. 影响应激反应的因素	掌握	理论讲授		
	5. 应激与健康	熟悉	课堂讨论	6	
	6. 心理防御机制	掌握	多媒体演示		
	(二)心身疾病				
	1. 心身疾病概述	掌握			
	2. 常见的心身疾病	熟悉			
	3. 心身疾病的防治与护理原则	掌握			
五、心理障碍	(一)心理障碍概述				
	1. 心理障碍的概念	掌握			
	2. 心理障碍的评价原则	熟悉			
	3. 心理障碍的判断标准	了解	理论讲授		
	4. 心理障碍的分类	了解	课堂讨论	2	
	(二)常见的心理障碍		多媒体演示		
	1. 神经症性障碍				
	2. 人格障碍				
	3. 性心理障碍				

续表

章节	教学内容	教学要求	教学活动参考	参考学时	
				理论	实践
六、心理护理的基本技能	(一)心理评估			10	4
	1. 临床心理评估概述	掌握			
	2. 心理测验	掌握			
	3. 常用临床心理测验及评定量表	熟悉			
	(二)心理护理干预技术				
	1. 心理咨询与心理治疗概述	熟悉	理论讲授		
	2. 心理咨询	掌握	课堂讨论		
	3. 心理治疗	掌握	多媒体演示		
	(三)心理护理				
	1. 心理护理概述	掌握			
	2. 心理护理的目标与原则	熟悉			
	3. 心理护理程序	掌握			
	4. 心理护理的两种主要实施形式	了解			
	实验二：常用心理评定量表的使用	学会	技能实践		
	实验三：放松训练	熟练掌握	技能实践		
七、患者心理及其心理护理	(一) 患者的心理反应与心理护理			6	2
	1. 患者的心理需要	熟悉			
	2. 患者常见的心理反应与心理护理	掌握			
	(二)不同年龄段患者的心理护理	掌握			
	1. 儿童患者的心理护理				
	2. 青年患者的心理护理				
	3. 中年患者的心理护理				
	4. 老年患者的心理护理		理论讲授		
	(三)不同类型患者的心理护理	掌握	课堂讨论		
	1. 急危重症患者的心理护理		多媒体演示		
	2. 慢性病患者的心理护理		角色扮演		
	3. 疼痛患者的心理护理				
	4. 手术患者的心理护理				
	5. 传染病患者的心理护理				
	6. 临终患者的心理护理				
	(四)患者家属的心理护理	掌握			
	1. 儿童患者家属的心理护理				
	2. 急危重症患者家属的心理护理				
	3. 临终患者家属的心理护理				
	实验四：心理护理训练	学会	技能实践		

续表

章节	教学内容	教学要求	教学活动参考	参考学时	
				理论	实践
八、护士心理健康与维护	(一)护士职业心理素质与培养 1. 护士职业心理素质 2. 护士应具备的职业心理素质 3. 护士职业心理素质的培养 (二)护士心理健康的影响因素及维护 1. 护士心理健康现状 2. 影响护士心理健康的因素 3. 护士心理健康的维护	 掌握 熟悉 熟悉 了解 熟悉 掌握	理论讲授 课堂讨论 多媒体演示	2	

五、大纲说明

1. 本教学大纲供高职高专护理学专业教学使用。课程总课时为 46 学时，其中理论教学 38 学时，实践教学 8 学时。

2. 理论授课的教学要求分为掌握、熟悉、了解三个层次。“掌握”是指学生能熟练应用所学知识，综合分析和解决临床护理工作中的实际问题；“熟悉”是指学生对所学知识能基本掌握；“了解”是指学生对所学知识能记忆和理解。实践教学要求分为熟练掌握和学会两个层次。“熟练掌握”是指学生能独立、正确、规范地完成所学技能的操作，并能熟练应用；“学会”是指学生能基本完成操作过程，会应用所学技能。

3. 教学建议

(1)教学中遵循理论联系实际的原则，运用多媒体等现代教学技术手段进行教学，使学生能够较为直观地接受知识，教学更生动活泼，增加教学信息量，提高学生学习兴趣。

(2)本课程通过讲授、自学、讨论、角色扮演和模拟实践等多种方法组织教学，教学过程中应注意贯彻启发式教学思想，通过案例分析、讨论式教学等方法，以充分调动学生学习的积极性和培养学生独立分析问题、解决问题的能力。

(3)实践教学应充分调动学生的积极性，培养学生实施心理护理的能力，并根据课程内容不定期组织学生到医院、社区进行社会调查实践，使学生能更好地将所学心理学知识运用于医疗实践中，实现理论与实践的紧密联系。

(4)学生的知识、能力水平，应通过课堂提问、作业、实验、调查报告和测验等多种形式进行综合评价。

参考文献

[1] 杨艳杰，曹枫林．护理心理学[M].4 版．北京：人民卫生出版社，2017.

[2] 姜乾金．医学心理学[M]．北京：人民卫生出版社，2012.

[3] 张银玲．护理心理学[M]．北京：人民卫生出版社，2009.

[4] 蒋小剑．护理心理学[M]．长沙：中南大学出版社，2011.

[5] 陈素坤．临床心理护理指导[M]．北京：科学技术文献出版社，2002.

[6] 雷秀雅．心理咨询与治疗[M]．北京：清华大学出版社，2010.

[7] 汤雅婷，陈劲松．医学心理学[M].2 版．北京：科学出版社，2016.

[8] 中国就业培训技术指导中心，中国心理卫生协会．心理咨询师[M].2 版．北京：民族出版社，2012.

[9] 马存根．医学心理学[M].5 版．北京：人民卫生出版社，2018.

[10] 郭争鸣，杨小兵．医护心理学[M].2 版．北京：北京大学医学出版社，2011.

[11] 周英，姬栋岩．护理心理学[M]．武汉：华中科技大学出版社，2010.

[12] 钱明，周英．护理心理学[M].2 版．北京：人民军医出版社，2011.

[13] 李心天，岳文浩．医学心理学[M].2 版．北京：人民军医出版社，2009.

[14] 周郁秋，张银玲．护理心理[M].2 版．北京：高等教育出版社，2014.

[15] 刘晓虹．护理心理学[M].2 版．上海：上海科学技术出版社，2010.

[16] 刘大川，涂秀菊．心理与精神护理[M]．北京：北京大学医学出版社，2011.

[17] 姚树侨，杨艳杰．医学心理学[M].7 版．北京：人民卫生出版社，2018.

[18] 王玲．心理卫生[M]．广州：暨南大学出版社，1999.

[19] 崔光成．发展心理学[M]．北京：人民卫生出版社，2007.

[20] 戴晓阳．护理心理学[M]．北京：人民卫生出版社，1999.

[21] 韩继明．护理心理学[M]．北京：清华大学出版社，2006.

[22] 陈军，徐传庚．心理学基础[M]．西安：第四军医大学出版社，2007.

[23] 孙宏伟，杨小丽．医学心理学[M].2 版．北京：科学出版社，2010.

[24] 张银玲．护理心理学[M]．北京：人民卫生出版社，2009.

[25] 姜乾金．医学心理学[M].4 版．北京：人民卫生出版社，2006.

[26] 崔巧玲，孙立波，刘端海．护理心理学[M]．武汉：华中科技大学出版社，2012.

[27] 陈素坤，周英．临床护理心理学教程[M]．北京：人民军医出版社，2007.

[28] 张银玲，雷鹤．护理心理学[M]．西安：第四军医大学出版社，2003.

[29] 胡佩诚．心理治疗[M]．北京：中国医药科技出版社，2006.

[30] 孙萍，肖曙光．医学心理学[M].2 版．武汉：华中科技大学出版社，2014.

[31] 刘晓虹．心理护理理论与实践．[M]北京：人民卫生出版社，2012.

[32] 赵淑萍．实用护理心理学[M]．北京：北京大学医学出版社，2011.

[33] 厉萍，曹枫林．护理心理学实验教程[M]．济南：山东大学出版社，2007.

[34] 井西学，曲海英．医学心理学学习指导[M]．北京：科学出版社，2009.

[35] 马存根．医学心理学学习指导[M]．北京：人民卫生出版社，2004.
[36] 曹枫林．护理心理学[M].2 版．北京：人民卫生出版社，2007.
[37] 尼科尔斯．临床心理护理指南[M]．刘晓红，吴菁，译．北京：中国轻工业出版社，2007.
[38] 李妍．护理心理学[M]．北京：人民卫生出版社，2011.
[39] 李映兰．护理心理学[M]．北京：人民卫生出版社，2003.
[40] 张明岛．医学心理学[M]．上海：上海科学技术出版社，2004.
[41] 王凤荣．护理心理学．北京：北京大学医学出版社，2013.
[42] 阿洛伊，雷斯金德，玛格丽特．变态心理学：第 9 版[M]．汤震宇，邱鹤飞，杨茜，译．上海：上海社会科学院出版社，2005.
[43] 杜兰德，巴洛．异常心理学基础：第 3 版[M]．张宁，译．西安：陕西师范大学出版社，2005.
[44] 刘新民，李建民．变态心理学[M]．合肥：安徽大学出版社，2003.
[45] 保罗·贝内特．异常与临床心理学[M]．陈传峰，严建雯，金一波，等，译．北京：人民邮电出版社，2005.
[46] 理查德·格里格，菲利普·津巴多．心理学与生活：第 16 版[M]．王垒，译．北京：人民邮电出版社，2003.
[47] 黄建始．落后过时生物医学模式统治我国医疗卫生领域的现状不能再继续下去了(中)[J]．健康研究，2009，29(4)：247 -252.
[48] 崔丽霞，郑日昌.20 年来我国心理学研究方法的回顾与反思[J]．心理学报，2001，22(6)：564 -570.
[49] 雷家林，伏宜赞等．临床护士心理素质的培养[J]．医学信息，2011，24(1)：347.
[50] 齐艳芳．护士心理健康影响因素及应对[J]．医学信息，2012，25(10)：320 -321.